URIAGE

ET

SES EAUX MINÉRALES

PAR

LE Dr A. DOYON

MÉDECIN INSPECTEUR

PARIS

VICTOR MASSON ET FILS

PLACE DE L'ÉCOLE DE MÉDECINE

1865

URIAGE

ET

SES EAUX MINÉRALES

PARIS. — TYPOGRAPHIE DE J. BEST,
RUE SAINT-MAUR-SAINT-GERMAIN, 15.

URIAGE

ET

SES EAUX MINÉRALES

TOPOGRAPHIE
PROPRIÉTÉS PHYSIQUES, CHIMIQUES
ET THÉRAPEUTIQUES

PAR

LE Dr A. DOYON

MÉDECIN INSPECTEUR

Ancien interne des Hôpitaux de Lyon ; Membre titulaire de la Société des Sciences médicales ;
Membre correspondant de la Société impériale de Médecine de la même ville ;
De la Société d'Hydrologie médicale de Paris ;
Membre titulaire de la Société d'Anthropologie ; etc., etc.

PARIS
VICTOR MASSON ET FILS
PLACE DE L'ÉCOLE DE MÉDECINE

1865

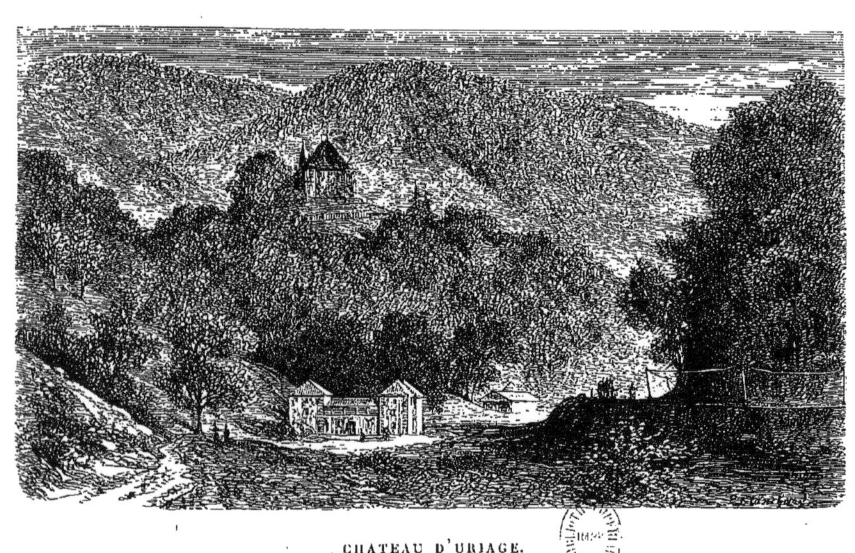

CHATEAU D'URIAGE.

Un artiste distingué par le talent autant que par la mémoire du cœur, M. Ph. Blanchard, a bien voulu ajouter à l'intérêt de cet opuscule par l'exécution de gravures spécialement conçues et composées dans ce but. Mes lecteurs vont avoir sous les yeux les charmants produits de son crayon : je n'ai donc pas à leur en vanter le mérite; je me borne, pour leur faire connaître l'auteur en même temps que l'œuvre, à transcrire ici la lettre d'envoi qui accompagnait les planches.

Cher docteur,

Lorsque les anciens avaient éprouvé les effets salutaires d'une source, ils élevaient un temple ou une statue à la nymphe qui y présidait. Je n'élèverai ni temple ni statue à la source d'Uriage; mais j'ai voulu lui consacrer le fruit des promenades que j'ai pu faire dans ses délicieux environs, grâce à l'usage de mes jambes qu'elle m'a fait retrouver. Ces croquis sont le témoignage le plus authentique de son efficacité, et c'est pour cela que je vous prie de les accepter comme un gage bien modeste de la gratitude que j'emporte d'Uriage.

Agréez, cher docteur, l'assurance des meilleurs sentiments de votre bien dévoué

PH. BLANCHARD.

Uriage, 18 septembre 1864.

PRÉFACE

A l'exemple de l'illustre Bordeu, qui jeta les premières bases de la science hydrologique, je puis dire en commençant : « Le traitement des eaux minérales employées » à leur source est, sans contredit, de tous les secours de » la médecine, le mieux en état d'opérer, pour le phy- » sique et le moral, toutes les révolutions nécessaires et » possibles dans les maladies chroniques. » Tout, en effet, concourt vers ce but; et d'abord, en premier lieu, l'influence réelle de la médication hydro-minérale. En dehors de cette action éprouvée, de nombreuses causes viennent se grouper : le voyage, l'espoir de la guérison, le changement d'habitudes, de nourriture, l'air surtout qu'on respire, qui baigne et pénètre les corps, les promenades, l'exercice, le changement de préoccupations habituelles, le milieu social nouveau, etc... Ces éléments multiples, déjà mis en lumière, d'ailleurs, par le savant auteur des *Maladies chroniques*, deviennent l'utile complément de la médication par les eaux minérales, qui est incontestablement la plus efficace dans cette classe d'affections.

Comme le remarque Bordeu, on trouve dans les siècles les plus reculés des témoignages irrécusables de l'usage qu'on faisait des eaux minérales. Sans remonter à Hippocrate, dans les œuvres duquel nous trouverions des preuves manifestes de ce que nous avançons, il est certain que les Romains s'arrêtaient auprès de toutes les sources douées d'une valeur réelle ; la description d'Uriage que nous donnerons plus loin sera de ce fait, bien établi aujourd'hui, une nouvelle et péremptoire démonstration.

Les eaux minérales, déjà en grande faveur au temps où écrivait l'éminent directeur des eaux de l'Aquitaine, ont, depuis cette époque, pris un accroissement considérable; et, au milieu des éloges qu'on prodigue à chaque source, il devient difficile aux praticiens de se reconnaître parmi ces indications univoques qui se croisent de toutes parts. Depuis plusieurs années, cependant, l'hydrologie est devenue une science sérieuse, et nous pouvons compter, auprès des diverses stations thermales et au sein des sociétés savantes, des voix aussi compétentes, aussi autorisées que dans les autres branches de la médecine.

Le sol du département de l'Isère, l'un des plus remarquables au point de vue géologique et minéralogique, présente un intérêt non moins grand sous le rapport de ses nombreuses sources minérales.

Citer ici la station d'Uriage avec ses eaux chlorurées sodiques sulfureuses, celle d'Allevard avec ses eaux sulfurées calciques, celle de la Motte avec ses eaux chlorurées, et enfin les sources peu connues, il est vrai, de Cordéac, du Monestier, de Clermont, du bourg d'Oisans, de l'Échaillon, etc..., n'est-ce pas rappeler toutes les ressources offertes par cette partie de la France à la thérapeutique hydro-minérale et les richesses qui en résultent pour ces diverses localités?

Mais, parmi toutes ces eaux minérales, celles d'Uriage occupent sans contredit le premier rang, d'abord par la nature toute spéciale des principes qui les caractérisent, et aussi par la quantité relativement considérable de leurs éléments minéralisateurs.

Les nombreux perfectionnements apportés dans le cours de ces dernières années à l'analyse chimique des eaux minérales, les substances nouvelles qui sont venues en même temps grossir la liste de leurs substances salines, et les modifications que les sources peuvent subir avec le temps, soit par suite de leurs mélanges avec des eaux environnantes, soit par suite des révolutions terrestres, nous ont fait penser qu'il y aurait aujourd'hui un véritable intérêt à procéder de nouveau à l'analyse chimique de la source sulfureuse d'Uriage, et, de plus, à faire connaître la composition de l'eau de la source ferrugineuse, qui n'a été jusqu'à ce jour l'objet d'aucun examen suivi.

Depuis la publication du remarquable livre de M. Gerdy sur Uriage, des améliorations importantes ont été apportées, soit dans l'installation des bains, soit dans l'ensemble de l'établissement. Ces travaux ont augmenté nos ressources de tous genres, et permettent aujourd'hui de donner satisfaction à toutes les exigences du traitement thermal, de manière à répondre à tous les besoins, de satisfaire même aux goûts des baigneurs, quelle que soit d'ailleurs, leur position de fortune.

J'adresse ce modeste travail à mes confrères étrangers à la pratique des eaux : c'est un résumé très-succinct des indications qui se rattachent de plus près aux sources d'Uriage. J'ai tracé en peu de mots le mode d'action présenté par nos eaux, en essayant de préciser aussi exactement que possible les résultats qu'on peut attendre de cette médication. On trouvera dans ces quelques pages, ne formant, du reste, que la première partie de l'ouvrage que je compte publier sur ces thermes renommés, tous les renseignements nécessaires pour pouvoir diriger sûrement les malades vers notre source, et leur donner ces premières indications sur les habitudes et les ressources du pays, que les baigneurs réclament si souvent dans le cabinet de leur médecin.

Ce travail est le fruit de sept années d'études et d'observations attentives. Avant d'achever mon œuvre, je pense qu'il est nécessaire de voir, d'observer encore, pour donner aux études cliniques qui constitueront la seconde partie de cet ouvrage toute la maturité et toute la certitude possibles.

L'analyse des deux sources (saline-sulfureuse et ferrugineuse) que vient de faire M. Lefort, un des chimistes les plus consciencieux et les plus compétents, formera le complément de ce travail, dans lequel je me suis surtout proposé de faire connaître Uriage comme moyen préalable d'une étude approfondie de la *médication d'Uriage*.

Janvier 1865.

URIAGE

ET

SES EAUX MINÉRALES

CHAPITRE PREMIER

APERÇU TOPOGRAPHIQUE ET HISTORIQUE.

I.

Uriage est situé dans une des vallées les plus pittoresques des environs de Grenoble, au pied du versant oriental des Alpes dauphinoises. Placé au centre de collines élevées, au débouché de l'étroite gorge de Sonnant, à l'entrée du riant vallon de Vaulnaveys, son bel établissement thermal offre un accès des plus faciles, et la beauté du paysage que le voyageur traverse annihile presque pour lui la distance.

Mieux partagé que beaucoup d'autres, le département de l'Isère possède un réseau de chemins de fer qui le met en relation directe avec les principales voies ferrées de France. L'un des bras de ce réseau, se dirigeant sur Chambéry, parcourt, en remontant la rive gauche de l'Isère, les riches plaines de la vallée de Graisivaudan; en suivant cette ligne, la première station est *Gières-Uriage,* situé à quelques minutes de Grenoble, et que six kilomètres seulement séparent de l'établissement thermal.

Au sortir de la gare, la route traverse le petit village de Gières gracieusement groupé au pied des coteaux, et pénètre dans la gorge ombreuse de Sonnant. Profondément encaissée entre de hautes collines au pied desquelles se déploient de fertiles cultures remontant par de pittoresques ondulations jusqu'aux sommets que décorent le noyer, le frêne et le châtaignier, cette route s'enfonce dans la gorge en suivant par des pentes douces et habilement ménagées toutes les sinuosités de la montagne. Au moment d'arriver, l'horizon s'élargit; les blanches cimes des Alpes apparaissent tout à coup dans le lointain comme une barrière infranchissable, tandis que de chaque côté s'étale une longue succession de coteaux verdoyants et boisés. On se trouve alors au milieu d'un panorama grandiose, à la fois attrayant et sévère, qui rappelle les plus beaux sites de la Suisse. Pendant ce rapide trajet, l'esprit est saisi d'admiration en présence des splendeurs de cette nature agreste et presque sauvage, dont la solitude est animée par le cours accidenté d'un torrent qui longe le chemin dans presque toute son étendue. La route débouche enfin dans la vallée de Vaulnaveys, qui se dirige du nord au midi dans une longueur de neuf kilomètres : elle est dominée au nord par le vieux manoir d'Uriage, et se termine au midi par le château de Vizille et le torrent de la Romanche. Plus spacieuse dès lors, cette vallée s'aperçoit bordée du côté de l'orient par une chaîne de montagnes allant du nord au sud-ouest et remonte ensuite au sud-est du côté de l'Oisans, pays riche en mines de toute espèce. C'est au pied des pentes inclinées de ces montagnes et immédiatement au-dessous du château d'Uriage que se trouve l'établissement des bains, construit sur l'emplacement même des anciens thermes romains.

II.

Autour du château d'Uriage se groupaient autrefois de nombreuses chaumières dont il ne reste plus aujourd'hui que de rares débris. Suivant Guy-Allard, Uriage viendrait d'*Urentes aquæ*. D'après Court de Gebelin, Uriage serait composé de deux mots celtiques dont l'un, *ur* ou *uri*, voulait dire cabane pastorale ou pâturage, et dont l'autre, *ag* ou *ak*, signifiait montagne pointue.

Reconnaîtra-t-on ma compétence, ne me soupçonnera-t-on point de partialité, si, refusant la version du savant étymologiste, j'incline à admettre l'interprétation donnée par Guy-Allard dans son Dictionnaire historique, bien que la thermalité de la source d'Uriage ne soit pas très-élevée?

Sans vouloir rappeler ici les souvenirs féodaux se rattachant à Uriage, je dirai seulement que, s'il faut en croire les traditions, la construction du château remonterait au dixième siècle et serait l'ouvrage des seigneurs d'Alleman, qui le conservèrent jusqu'en 1630, époque à laquelle il passa à la famille de Boffin, et devint peu de temps après, par un mariage, la propriété des Langon. Mme la marquise de Gautheron, dernière descendante de cette famille, a légué la terre d'Uriage à M. le comte de Saint-Ferriol, propriétaire actuel.

III. — CLIMAT.

Uriage est situé à 414 mètres d'altitude, dans une vallée au milieu des Alpes. Son peu d'élévation au-dessus du niveau de la mer fait que son climat est analogue à celui de la vallée de Graisivaudan : aussi la végétation y est-elle des plus vigoureuses, et sur les pentes bien exposées de ses coteaux la vigne donne d'excellents produits.

La vallée est complétement abritée des vents du nord par la colline sur laquelle s'élève l'antique demeure des barons d'Alleman. Les orages y sont rares, les variations atmosphériques peu sensibles, les brouillards inconnus. Ce vallon ainsi fermé à tous les vents, spacieux, bien aéré, inondé de soleil et d'exhalaisons végétales, se trouve par conséquent dans les conditions météorologiques les plus satisfaisantes sous le rapport de l'hygiène.

CHAPITRE II

CONSIDÉRATIONS SUR L'ORIGINE GÉOLOGIQUE DES SOURCES D'URIAGE.

Je dois à l'obligeance de M. Lory, professeur à la Faculté des sciences de Grenoble, la note géologique suivante sur les eaux minérales d'Uriage. Qu'il me soit permis de remercier ici le savant auteur de la *Géologie du Dauphiné* des renseignements intéressants qu'il a bien voulu joindre à cette notice, sur la nature des terrains que traversent les eaux d'Uriage et sur la manière dont elles se minéralisent. Ce n'est là, sans doute, comme le fait remarquer l'auteur lui-même, qu'une hypothèse; mais elle a en sa faveur les données de la science la plus autorisée : aussi, à ce seul titre, mérite-t-elle toute l'attention de nos lecteurs.

Les eaux minérales d'Uriage sortent, par plusieurs fissures, des schistes argilo-calcaires à bélemnites, que tous les géologues compétents s'accordent à rapporter au terrain du *lias*. Ce terrain forme un revêtement épais à la base et, jusqu'à une certaine hauteur, sur les flancs de la grande chaîne des Alpes occidentales, depuis l'Oisans jusqu'à Martigny en Valais. Toutes les collines cultivées et les croupes gazonnées, à formes arrondies, qui bordent cette chaîne de Vizille à Allevard, appartiennent à cette zone de schistes du lias. Au-dessus d'Uriage, ces schistes argilo-calcaires supportent les divers hameaux de la commune de Saint-Martin; ils sont souvent cachés, surtout dans le haut, sous des nappes plus ou moins épaisses de débris erratiques et d'éboulis de la grande chaîne. Plus haut, vers mille à douze cents mètres d'altitude, commencent des pentes beaucoup plus roides, rocheuses, couvertes de forêts, puis des pâturages alpins, qui sont formés par les schistes cristallins du *terrain primitif* (schistes chloriteux, micaschistes, gneiss, etc.), continuant jusqu'aux sommets de la chaîne.

Les schistes du *lias* sont des calcaires argileux contenant toujours des quantités notables de carbonate de magnésie, et dans lesquels la proportion d'argile varie, en général, de 10 à 50 pour 100, et souvent plus. Quand ils contiennent environ 15 pour 100 d'argile, ils peuvent être employés à faire des chaux hydrauliques, comme celle de Brié; quand ils en renferment environ

24 pour 100, ils peuvent donner, par la cuisson, des ciments hydrauliques tels que celui qui a été fabriqué et employé avec succès à Uriage même, par M. de Saint-Ferriol, pour le revêtement de la galerie de la source et divers autres travaux. La couleur noire de ces roches est due simultanément à une matière charbonneuse et à du bisulfure de fer très-divisé : on peut supposer avec quelque probabilité que les réactions qui se produisent par l'altération de ce sulfure ne sont pas étrangères à la présence de l'hydrogène sulfuré dans les eaux d'Uriage, et dans beaucoup d'autres sources sulfureuses qui proviennent également des schistes du *lias* ou d'autres groupes de calcaires argileux imprégnés de sulfure de fer.

Les couches du *lias* sont fortement inclinées, et se redressent vers la grande chaîne sous un angle de 60 à 70 degrés. En outre, elles sont toujours divisées par des fendillements à peu près perpendiculaires aux joints des couches. Ces fissures, qui ne se sont produites qu'après le redressement des strates dans leur position actuelle, sont les voies par lesquelles les eaux peuvent pénétrer ce terrain ou en jaillir d'une profondeur plus ou moins grande.

Mais pour expliquer avec quelque probabilité l'origine des matières salines contenues en proportion si remarquable dans les eaux d'Uriage, il est nécessaire d'en chercher la provenance dans un terrain inférieur au *lias*.

En effet, les assises argilo-calcaires du *lias* ne sont pas, en général, immédiatement appliquées sur les schistes cristallins de la grande chaîne. Sur la surface de ceux-ci et dans leurs replis reposent des lambeaux plus ou moins étendus de *grès houiller*, contenant des indices d'anthracite au-dessus de Vizille et de Vaulnaveys. D'autre part, au-dessus du *lias*, on voit affleurer, à Vizille et autres points environnants, des *gypses* accompagnés de calcaires magnésiens et de schistes argileux à teintes variées : cet ensemble de roches, d'une composition chimique spéciale, constitue le terrain du *trias*. La vallée de Vaulnaveys, creusée entre les collines de *lias* et la grande chaîne de roches *primitives*, occupe l'emplacement où ce *trias* devait continuer à se montrer. Mais le prolongement de ce terrain est indiqué encore, au-dessus de Saint-Martin d'Uriage, par des affleurements de *cargneules* ou calcaires magnésiens celluleux, jaunâtres, ressemblant à des tufs, que l'on voit percer çà et là à travers les talus de débris superficiels. Ces roches spongieuses représentent ici, comme dans une foule d'autres localités, le résidu de l'épuisement du terrain par les infiltrations aqueuses qui en ont dissous et en dissolvent encore, dans la profondeur, toutes les parties solubles.

Or le *trias* est le terrain éminemment *salifère*, dans les Alpes comme ailleurs. Les eaux qui filtrent à travers ses gypses et ses calcaires magnésiens se chargent de sulfates et de carbonates de chaux et de magnésie. Quant au chlorure de sodium, quoique sa présence soit moins générale dans le *trias* des Alpes occidentales que dans celui d'autres contrées, c'est encore à ce terrain qu'appartiennent les roches salées de Bex, du Bourg-Saint-Maurice, les sources salées de Moutiers et beaucoup d'autres moins connues, dans la Savoie, le Dauphiné, les Basses-Alpes, etc. Enfin, c'est du *trias* même, ou bien du *lias*, mais à peu de distance du *trias*, comme à Uriage, que jaillissent la plupart des sources minérales des Alpes françaises, surtout celles qui contiennent des proportions notables de chlorures et de sulfates : les eaux d'Allevard, de la Motte, de Digne, du Plan de Phazy, du Monestier de Briançon, de Brides, de Saint-Gervais (Savoie), et beaucoup d'autres, sont dans ces conditions géologiques.

Quant à l'hydrogène sulfuré existant dans plusieurs de ces eaux et qui est d'une si grande importance au point de vue thérapeutique, on le retrouve dans d'autres sources, jaillissant de divers terrains, mais presque toujours en relation avec des roches calcaires contenant du sulfure de fer très-divisé et très-altérable. Dans des conditions convenables, une série de réactions faciles à comprendre explique naturellement la sulfuration des eaux qui sortent de ces roches.

Pour les eaux d'Uriage en particulier, nous admettrions volontiers qu'elles ont pour origine des infiltrations qui se réunissent dans quelque déchirure du sol, à une altitude de onze à douze cents mètres, descendent profondément à travers le *trias*, puis s'échappent et viennent jaillir au dehors, à l'altitude de 414 mètres, par des fissures transversales du *lias*. Dans ce trajet supposé, les eaux deviendraient *thermales* par la profondeur de six à sept cents mètres à laquelle elles descendraient souterrainement, *salines* par leur infiltration prolongée à travers le *trias*; et peut-être ne deviennent-elles *sulfureuses* qu'en dernier lieu, en traversant le *lias*.

Les eaux d'Allevard jaillissent dans des conditions géologiques analogues; mais à Allevard, le *trias* et le *terrain primitif* sont à découvert à une faible élévation au-dessus de la source. Le trajet souterrain des eaux a lieu, sans doute, à une faible profondeur; le *trias* n'est traversé que dans le sens de son épaisseur, sur une étendue peu considérable et dans des parties voisines de la surface, presque épuisées de leurs sels solubles : on comprend donc que ces eaux doivent être froides et bien moins salines que celles d'Uriage. Mais elles sont, d'autre part, plus chargées en acide sulfhydrique et en acide carbonique : ce qui montre bien que ces principes gazeux sont d'une autre provenance que les principes salins, qu'ils se produisent indépendamment de la thermalité, et qu'ils résultent, selon toute apparence, des réactions consécutives de l'altération du sulfure de fer dans les schistes argilo-calcaires du *lias*.

Des considérations analogues nous paraissent pouvoir s'appliquer à beaucoup d'autres sources minérales, pour lesquelles, de même que pour celles-ci, il ne nous semble pas nécessaire de chercher l'origine des principes qu'elles renferment ailleurs que dans la composition chimique des terrains qu'elles traversent. Cette explication nous semble beaucoup plus satisfaisante que l'idée d'une origine éruptive et d'une liaison plus ou moins mystérieuse avec les grandes dislocations du sol. La considération du terrain du *trias*, naguère encore méconnu dans nos Alpes, introduit dans la théorie des sources minérales de cette chaîne une précision et une généralité très-remarquables.

Quant aux fractures qu'il peut être nécessaire de supposer pour concevoir la pénétration des eaux dans le sol, même à plusieurs centaines de mètres de profondeur, ce sont, dans les Alpes, des accidents insignifiants qui peuvent se rencontrer à toute distance des grandes lignes de dislocation.

Toutefois, pour Uriage en particulier, on peut remarquer que la zone d'infiltration des eaux est voisine d'une grande fracture qui s'observe dans l'épaisseur même de la chaîne primitive. La montagne de Chanrousse et toute la crête qui lui fait suite, en allant vers la cascade de l'Oursière, se trouvent détachées de la grande chaîne par une *faille* bien marquée, parallèle à la direction de la crête (1). Le vallon au fond duquel est le lac Robert marque la position de cette faille. Dans cette grande fracture, dont les deux bords sont formés de gneiss et schistes cristallins, a surgi une grande masse de roches éruptives, qui se présente, dans ses diverses parties, sous les divers caractères de *diorite*, d'*aphanite*, d'*euphotide*, de *serpentine* et de *spilite*. La *serpentine* forme tout le fond de l'entonnoir occupé par le lac Robert; l'*euphotide* apparaît surtout au sud de ce lac, la *diorite* et l'*aphanite* à l'ouest. Ce massif de roches éruptives a percé à travers la fracture du terrain *primitif*, dans lequel il est encaissé de toutes parts. Toutefois il confine, par un de ses bords, à un petit lambeau de calcaire magnésien, peu épais et très-peu étendu, qui couronne précisément la sommité de Chanrousse. Ce calcaire, qui appartient peut-être au *lias* et plus probablement encore au *trias*, est un témoin de l'ancienne extension de ce

(1) Lory, *Description géologique du Dauphiné*, §§ 102 et 103.

terrain sur le massif primitif dont il a partagé les dislocations ultérieures.

Nous avons cru devoir rappeler ces faits, très-intéressants pour la science, parce qu'ils sont voisins d'Uriage et qu'ils complètent le tableau géologique de cette localité. Mais nous ne croyons pas, du reste, qu'il faille chercher quelque liaison entre le gisement des roches éruptives du lac Robert et l'origine des sources minérales d'Uriage.

CHAPITRE III

URIAGE ANCIEN.

La connaissance des eaux minérales et les moyens d'utiliser leurs propriétés se confondent avec les rudiments mêmes de la civilisation. Les Romains, ces grands précurseurs de l'art moderne, avaient de bonne heure apprécié les ressources que fournissent les bains sous le rapport de l'hygiène et de la thérapeutique : aussi créèrent-ils d'importantes stations thermales partout où ils rencontraient des sources dignes d'être appropriées à cette destination, et cela jusqu'aux plus lointaines extrémités de leur vaste empire. C'est à cette habitude d'utiliser les eaux minérales vraiment efficaces qu'est due la fondation d'un établissement balnéaire à Uriage; et chaque jour en amène de nombreux et irrécusables témoignages.

Je veux d'abord jeter un rapide coup d'œil sur les débris de l'ancien établissement mis à découvert à différentes époques, toutes les fois que des fouilles ont été nécessaires pour améliorer le captage des eaux. Sur l'emplacement des bains actuels, dans le voisinage de la source ferrugineuse surtout, on peut constater que dans une étendue considérable le terrain est sillonné en tous sens de pans de murailles, de barrages, de constructions ayant appartenu autrefois à un établissement de bains. L'histoire est à peu près muette sur l'origine de ces thermes antiques : aussi en chercherons-nous les preuves exclusivement dans l'examen et l'étude des vestiges archéologiques que nous allons brièvement énumérer.

Parmi les objets qui attestent la destination spéciale de ces constructions, plusieurs ont été détruits, soit accidentellement, soit par l'action du temps; entre autres, un aqueduc voûté, enduit à l'intérieur d'un stuc tellement solide qu'il fut difficile, lorsqu'on en entreprit la démolition, de le briser à coups de marteau. On a trouvé plusieurs piscines faites avec un béton composé de chaux, de brique pilée et de petits cailloux; de grands réservoirs, dont le fond fait en pierres bien jointes était supporté sur des piliers en maçonnerie, pour permettre de chauffer le liquide qui y était contenu. Quelques-uns avaient des gradins; une piscine présentait sur deux de ses faces cinq degrés en pouzzolane d'un beau poli.

De nombreux fragments de briques, de tuyaux en terre

cuite, portant en caractères romains le nom de CLARIANUS, d'autres CLARIANA, d'autres enfin CLARIANUS *A. deci. Alp.*, furent trouvés dans le voisinage des piscines. M. Arthaud, savant archéologue et conservateur du Musée de Lyon, consulté sur le sens qu'on devait attribuer à ce nom, répondit qu'il avait trouvé des empreintes semblables sur des briques et des tuiles découvertes dans diverses régions de l'Isère, du Rhône, de la Drôme et de la Savoie, et qu'il y avait aussi plusieurs fois constaté les mots *Clariana* et *Clarianus A. deci. Alp.* Ces objets devaient tous, selon lui, provenir de la même origine, et *Clarianus* serait le nom du fabricant ou constructeur romain attaché à la division des Alpes. Quant aux mots *A. deci. Alp.*, ils peuvent se traduire par *A decima Alpinorum* (de la dixième des Alpes). Ces briques dateraient donc du premier siècle de notre ère, et l'on devrait faire remonter à cette époque l'origine de l'établissement thermal.

Cette opinion se trouve confirmée par plusieurs médailles renfermées dans un vase de terre cuite qu'on a exhumé de l'intérieur d'un mur. Ces médailles, assez bien conservées, se rapportent à huit empereurs romains. En voici la description abrégée d'après M. Champollion :

Première médaille. — IMP. CAE. VESP. AVG. P. P. (Imperator Cæsar Vespasianus Augustus Pater

Patriæ). Tête laurée de Vespasien. Revers : Effacé.

Deuxième médaille. — TITVS. Tête laurée. Légende effacée. Revers : Victoire marchant à droite, tenant une palme de la main gauche et élevant une couronne de la main droite.

Troisième médaille. — IMP. CAES. HADRIANVS. Tête laurée d'Adrien. Légende effacée. Revers : Femme debout tenant une corne d'abondance. Exergue : COS. III (troisième consulat).

Quatrième médaille. — IMP. CAE. COMMODVS ANTONINVS. L. Tête laurée de Commode. La légende manque. Revers : Minerve armée du bouclier et de la lance; S. C. (frappée par ordre du Sénat).

Cinquième médaille. — IMP. CAES. GALLIENVS. AVG. Tête radiée de Gallien. Légende fruste. Revers : Femme debout appuyée sur un cippe, un sceptre à la main.

Sixième médaille. — IMP. CLAVDIVS. AVG. Tête radiée de l'empereur Claude (le Gothique). Revers : Jupiter debout armé de la foudre et du sceptre. Légende : JOVI STATORI (A Jupiter arrêtant les soldats en fuite).

Septième médaille. — IMP. TETRICVS. AVG. Tête radiée de Tetricus. Revers : Femme debout; détails effacés. Légende : AETIA (peut-être LAETITIA).

Huitième médaille. — D. N. MAXIMIANVS. CAE.

(Dominus noster Maximianus). Tête laurée de Maximien. Revers : Le génie du peuple romain. Légende : GENIO POPVLI ROMANI.

Quelques inscriptions, tracées sur divers objets, méritent aussi, de notre part, une mention et une interprétation spéciales. La première est sculptée en relief sur plomb; elle est ainsi conçue : L. SCR. MARTINVS. AC. F. (Lucius Scribanus Martinus Acquæ ductum Fecit). Ce nom est sans doute celui de l'entrepreneur chargé de faire construire cet aqueduc. Cette pièce a été attribuée par M. Champollion au siècle d'Auguste. En découvrant cette inscription, on recueillit en même temps un grand nombre de petits marteaux en plomb de 18 à 20 centimètres de longueur, ex-voto offerts jadis par des malades reconnaissants au dieu Vulcain, auteur des eaux auxquelles ils devaient la santé. Les Grecs et les Romains consacraient à ce dieu tous les lieux volcaniques, et, par suite, toutes les sources thermales dans lesquelles la chaleur, n'importe à quel degré, jouait un rôle. C'est à cette même cause qu'est dû un autel dédié à Vulcain et qui a été trouvé, il y a quelques années, auprès de la fontaine Ardente, en Dauphiné.

Ces marteaux étaient probablement l'expression de la gratitude des pauvres. D'autres malades déposaient des ex-voto plus riches et ornés d'inscriptions. On peut voir, dans le Musée dont nous parlerons plus tard, un trépied flanqué de deux griffons et soutenu par deux marteaux reposant sur une base où se lit l'inscription suivante : M. RVF. MARCIANVS. V. F. (Marcus Rufus Marcianus Votum Fecit). M. Champollion fait remonter cet ex-voto au règne d'Adrien.

De nouvelles fouilles faites en 1836 donnèrent lieu à des découvertes encore plus curieuses et plus intéressantes. Ce sont trois petites statues en bronze, de 25 à 35 centimètres de hauteur, d'un très-beau style et dans un état de conservation satisfaisant. Nous en donnons la description d'après M. le docteur Gerdy.

Une de ces statuettes, remarquable par la beauté de ses formes et l'élégance de sa pose, représente un jeune homme. Dans sa main droite, appuyée sur la banche, il tient un instrument que l'on avait supposé d'abord être un *strigille*, espèce de spatule avec laquelle les Romains, au sortir du bain, faisaient racler toute la surface de leur corps pour en enlever la graisse dont ils l'avaient enduit avant de se mettre à l'eau. Mais on a signalé depuis, avec beaucoup plus de probabilité, dans cet instrument, un *plectrum*, qui servait à toucher de la lyre. Cette figure, entièrement nue, est coiffée du nœud d'Apollon. La main et l'avant-bras gauches manquent.

La seconde de ces statuettes offre un caractère plus

viril; elle tient dans sa main droite une pomme de pin, attribut ordinaire des *faunes*. Une légère draperie, retenue sur l'épaule gauche, couvre la partie inférieure du torse et des cuisses.

La troisième statuette est une figure d'enfant d'une grâce charmante; malheureusement son état de conservation laisse à désirer. Ses formes sont un peu altérées par des aspérités arrondies et volumineuses qui recouvrent presque tout le corps avec une espèce de régularité. Quelques personnes supposèrent qu'on avait par là voulu représenter une maladie de peau; mais M. Gerdy a fait justice de cette interprétation en montrant que ces tubercules étaient dus à une altération de la surface du métal, qui s'est tuméfié dans certains points, parce qu'il s'est combiné avec l'oxygène et l'acide carbonique.

En 1837, on a déblayé un aqueduc encore debout sous le sol, mais en partie obstrué par l'éboulement de sa voûte et du terrain qui le recouvrait. Cet aqueduc, dont l'entrée correspondait à la source minérale, et qui avait environ 15 mètres de longueur, présentait une direction à peu près perpendiculaire à celle de la source, et s'enfonçait dans un tertre voisin. Sur les parois de cette espèce de galerie, on trouvait des ouvertures cintrées donnant accès dans des cabinets ou galeries adjacentes. Sur la partie latérale de cette galerie on découvrit un fourneau offrant une surface de près de 65 centimètres d'étendue en largeur et en profondeur, une hauteur de plus de 30 centimètres. La voûte était soutenue par de petites colonnes en brique qui laissaient un peu d'espace entre leur circonférence et les parois latérales du fourneau, et qui circonscrivaient une aire intérieure d'au moins 22 centimètres de diamètre. Il existait encore sur le foyer des cendres et des débris de bois en partie charbonné.

Ce fourneau servait-il à chauffer de l'eau minérale? On peut le supposer, et avec d'autant plus de raison que, déjà dans les premières fouilles, on avait découvert un fourneau dans un état parfait de conservation, placé sous une piscine. On peut induire de là qu'autrefois, comme de nos jours, la température de l'eau d'Uriage n'offrait pas une chaleur assez élevée pour être employée sans qu'on la fît chauffer. Et comme les Romains ne se servaient pour leurs bains que des sources thermales, la présence de ce fourneau est une preuve de la grande importance qu'ils attribuaient à nos eaux. Ces appareils de chauffage ont en outre un immense intérêt, en ce qu'ils sont, suivant la remarque de M. Chevallier, le seul exemple de ce genre trouvé dans les restes des bains anciens.

Depuis cette époque, d'autres fouilles et d'autres découvertes ont été faites. A côté de la galerie dont je viens de parler, on a mis au jour les murailles en partie conservées de plusieurs cabinets, dans l'un desquels était creusé un bain de 2 mètres au moins de longueur sur 1 mètre de largeur. D'autres constructions, parmi lesquelles un bain, plusieurs piscines, ont été nouvellement découvertes dans le voisinage des deux premières galeries; l'intérieur de ces divers cabinets était revêtu de marbre blanc. Une de ces piscines, de forme carrée, avait environ 8 mètres de côté, et l'une de ses parois est encore visible, avec son revêtement de ciment romain, à peu de distance de l'entrée de la seconde galerie, dont elle forme une des parois. Au fond de cette même galerie, dans le lieu où l'on a atteint la source pure en 1845, se retrouvaient des restes romains, un massif de béton considérable et très-dur, des pièces de bois enfoncées verticalement dans le sol et qui devaient servir à former un barrage vers ce point d'émergence de la source. La disposition de ce barrage, situé à présent à 15 mètres de profondeur, était alors à la surface du ravin et devait servir à faire monter l'eau minérale pour qu'elle pût être conduite dans les différents bains. Enfin, en 1844, on mit à découvert un vaste chauffoir, destiné probablement à chauffer les eaux minérales, et dont la construction paraissait analogue à celle du petit fourneau décrit ci-dessus. M. de Saint-Ferriol a publié, dans le tome III du Bulletin de statistique du département de l'Isère, une note très-détaillée sur ce précieux débris des temps passés. En rapprochant les restes de cette construction des explications que donne Vitruve pour ce genre d'appareils, on voit, ainsi que le fait judicieusement remarquer M. de Saint-Ferriol, que tous les détails prescrits par le célèbre classique se retrouvent fidèlement exécutés dans le remarquable édifice dont nous parlons. A cette notice, que pourront consulter avec fruit les amateurs d'antiquités, est annexé un plan de ces ruines.

De tous les côtés, les terrains qui avoisinent l'emplacement ancien de la source sont remplis de constructions romaines qui devaient être considérables. Plusieurs témoignages de leur antiquité sont encore visibles dans les points où on les a découvertes; mais malheureusement l'action incessante et continue des influences extérieures a rendu presque méconnaissables la plupart de ces restes du premier établissement, et tend à les faire complétement disparaître : motif puissant, et, nous osons l'espérer, excuse suffisante pour l'étendue que nous avons cru devoir donner ici à leur description.

Lorsque commencèrent, en 1821, les premières fouilles pour chercher la source plus avant dans le sol, « on ne connaissait rien de l'histoire de ces eaux, dit M. l'ingénieur Gueymard dans la Statistique du Dauphiné, et l'on ne se doutait nullement des constructions immenses qui n'étaient recouvertes que par quelques décimètres de terre végétale ou d'alluvions amenées par les pluies torrentielles. »

Sur cette indication, le zèle investigateur des géologues et des historiens s'est mis à l'œuvre, et des explications, des hypothèses plus ou moins plausibles se sont fait jour à l'envi. Mais la simplicité de la solution rend superflus ces efforts, d'ailleurs si méritoires. L'édifice romain, situé au débouché d'une gorge torrentielle, a dû être tout naturellement et graduellement recouvert par des détritus, terres, sables, cailloux, entraînés par le courant. C'est là, croyons-nous, tout le mystère, et l'observation la plus vulgaire démontre la vraisemblance d'une telle succession de phénomènes.

CHAPITRE IV

URIAGE MODERNE.

Si nous en exceptons les témoignages de l'époque romaine fournis par les débris dont nous venons de parler, l'histoire d'Uriage se réduit à un très-petit nombre de citations.

Chorier (1666), dans son Histoire du Dauphiné, ne leur donne pas de mention.

Guy-Allard (1684), dans son Dictionnaire historique et géographique, après avoir énuméré plusieurs eaux minérales du Dauphiné, dit, en parlant de celles d'Uriage, que ces eaux « ont des vertus particulières pour rafraîchir ceux à qui la bile a fait un tempérament chaleureux. »

Guétard (1779), dans sa Minéralogie du Dauphiné, rapporte, d'après les traditions du pays, qu'il y avait, au quatorzième siècle, à Uriage, une source d'eau minérale et des bâtiments construits, disait-on, par les Romains, et que le seigneur d'Uriage avait fait démolir pour se soustraire aux visites onéreuses dont la fréquentation des eaux l'accablait.

Le docteur Nicolas (1781), dans son Histoire des épidémies de la province du Dauphiné, dit que les fragments de conduits, les traces des édifices trouvés à Uriage, sembleraient attester qu'il y eut autrefois dans cette localité des bains établis pour le public. La forme des conduits et des briques indiquerait, d'après lui, que cet établissement appartint aux Sarrasins qui s'étaient répandus en Dauphiné, et que, probablement, ils construisirent là un de ces hôpitaux appelés *maladreries*, pour y faire soigner les malades atteints de lèpre et d'éléphantiasis. Il termine en donnant quelques renseignements sur la nature et la composition des eaux, et en exprimant le vœu qu'on établisse à Uriage des bains pour la cure des *affections dartreuses, contre lesquelles cette source lui paraît être un remède efficace.*

Carrère (1795) mentionne les eaux d'Uriage dans son Catalogue raisonné des eaux minérales; mais les renseignements qu'il donne sont à peu près insignifiants.

Ce n'est plus ensuite qu'à partir de 1820 que l'on retrouve la trace de recherches sérieuses sur l'aménagement et l'étude médicale de ces eaux minérales, dont l'importance et la juste renommée augmentèrent depuis lors de jour en jour.

Avant de raconter la série des travaux entrepris pour amener la source dans les conditions où on la voit actuellement, disons en quelques mots l'état dans lequel elle se trouvait au moment où commencèrent les premières investigations, c'est-à-dire en 1820. Les eaux venaient sourdre au fond d'un ravin situé sur le versant de la montagne qui domine, à l'orient, la vallée de Vaulnaveys, à très-peu de distance de l'établissement actuel. Elles formaient en ce point plusieurs petites mares où l'on puisait à grand'peine les eaux pour les administrer en bains dans une cabane construite exprès dans une prairie voisine.

De temps immémorial, et par un usage traditionnel, quelques personnes du pays et des localités environnantes venaient pour se purger; et sans autres inspirations, sans autres guides que l'usage, on buvait les eaux pendant trois à cinq jours, et en si grande abondance qu'il en résultait souvent des accidents plus ou moins graves. Néanmoins, vers 1820, quelques guérisons éclatantes opérées par ces eaux excitèrent, dit le docteur Eymard dans l'Album du Dauphiné, tant de surprise et d'enthousiasme dans Grenoble, qu'on songea aussitôt à fonder, près de leur point d'émergence (nous pourrions plus justement dire de stagnation), un vaste et bel établissement.

C'est à cette époque que le docteur Billerey fut nommé inspecteur de cette source; des mesures furent alors prises pour que des bains avec l'eau minérale chauffée à une température convenable pussent être employés, et qu'il fût possible à l'administration d'y envoyer de pauvres malades. Mme la marquise de Gautheron, propriétaire de la source d'Uriage, mue par une de ces inspirations charitables qui ont rendu son nom populaire, se chargea de continuer les travaux commencés et jeta les premiers fondements de ces thermes, dont le propriétaire actuel, M. le comte de Saint-Ferriol, a fait un établissement de premier ordre. En vouant au service de cette création son temps, son activité, d'importants capitaux, en provoquant pour son perfectionnement l'alliance sympathique de l'industrie et de la science, l'habile organisateur n'a fait qu'obéir à cette ardente impulsion qui, instinctivement, entraîne tout noble cœur à la poursuite du bien. Ses efforts, aujourd'hui couronnés de succès, ont atteint un résultat que d'imposants suffrages ont consacré de toutes parts. Et l'unanimité des voix qui place, à juste titre, Uriage au niveau de Vichy, d'Aix et de Bagnères, est le seul prix auquel il aspire, le seul dont il ambitionne de se montrer chaque jour de plus en plus digne.

CHAPITRE V

SOURCES D'URIAGE.

I.

Les sources minérales d'Uriage sont de deux espèces bien différentes et comme origine et comme constitution chimique. Ainsi, tandis que l'une, la source sulfureuse, a une origine évidemment géologique et est caractérisée par la présence d'une grande quantité de chlorure de sodium avec un volume très-pondérable d'acide sulfhydrique, l'autre, la source ferrugineuse, est une eau minérale dite superficielle ou de lixiviation, dont la grande quantité de fer constitue la propriété la plus remarquable.

II. — SOURCE SALINE ET SULFUREUSE.

Travaux de captage. — Recherches antérieures sur les propriétés physiques et chimiques.

La majeure partie de nos renseignements sur ce sujet ont été puisés dans la savante monographie consacrée par

M. le docteur Gerdy à ces thermes renommés, et dans les Bulletins de la Société de statistique du département de l'Isère.

La source saline et sulfureuse est celle qui alimentait les thermes romains, celle aussi qu'on emploie pour les bains actuels. Malgré son importance réelle au point de vue thérapeutique et l'intérêt qu'elle présente sous le rapport de sa constitution et de son origine, elle n'avait été jusqu'à ce jour l'objet que d'un nombre assez restreint d'expériences.

La première analyse qui ait été mise au jour est celle que nous trouvons dans l'ouvrage du docteur Nicolas publié en 1781 [1]. C'est vers la fin d'août 1780 que les expériences eurent lieu. La température extérieure était à 16 degrés Réaumur (20 degrés cent.), tandis que le thermomètre plongé dans la source marquait 18 degrés Réaumur (22°.50 cent.); sa pesanteur spécifique était dans le rapport de 9 à 10 degrés comparée avec une des fontaines de Grenoble; l'eau minérale noircissait les pièces d'argent, et les acides n'y déterminaient pas d'effervescence.

[1] *Histoire des maladies épidémiques*, etc. 1 vol. in-8. Grenoble, 1780.

L'évaporation de deux pintes d'eau d'Uriage lui donne un résidu pesant 182 grains :

Sel marin de magnésie	45 grains.
— à base d'alcali minéral	96 —
Sel ammoniac	41 —
Total	182 grains.

Résultat pour deux pintes d'eau d'Uriage :

Air pur, — un volume égal à 1 once 5 gros d'eau distillée;
Air phlogistiqué, — un volume égal à 4 onces 7 gros d'eau distillée;

Muriate calcaire, ou sel marin calcaire	1 grain.
— magnésien, ou sel marin de magnésie	64 grains.
— de soude, ou sel marin commun	168 —
— ammoniacal, ou sel marin à base d'alcali volatil	41 —
Vitriol calcaire, ou sélénite	69 —
Chaux aérée	11 —
Argile phlogistiquée	10 —
Terre insoluble	10 —
Perte par l'évaporation et dessiccation	6 —
Total	380 grains.

« C'est-à-dire 190 grains, ou 2 gros et 46 grains par pinte. » Suivant ce médecin, l'eau d'Uriage ne contient pas de foie de soufre.

Déjà, à cette époque, le docteur Nicolas constate qu'il arrivait souvent des accidents à Uriage par l'usage excessif des eaux prises sans règle. On cessera de s'en étonner, ajoute-t-il, lorsque l'on saura qu'il est reçu parmi les paysans d'en avaler trente, quarante et même cinquante écuelles qui contiennent au moins un tiers de pot chacune, et que l'on voudra bien faire attention que le produit de 380 grains a été extrait de deux pintes d'eau seulement, mesure de Paris.

En 1820, M. Albin Crépu fit l'analyse des eaux en présence de MM. Bilon et Breton, médecins et professeurs à la Faculté des sciences de Grenoble. L'eau fut puisée dans la mare, où elle se trouvait vraisemblablement concentrée par le fait de l'évaporation. On trouva par litre 11gr.55635 de sels desséchés qui se partagent ainsi :

Hydrochlorate de soude.	8gr.55200
Sulfate de magnésie.	2 .51900
Carbonate de chaux.	0 .33280
Perte	0 .15255
	11gr.55635

Cette analyse était, on le voit, incomplète; d'ailleurs, quand elle eut lieu, la première galerie moderne venait à peine d'être achevée. M. Berthier, ingénieur en chef et professeur de docimasie à l'École des mines, fit donc œuvre opportune et utile en consentant à se charger d'une nouvelle analyse dont voici le résultat :

	SELS ANHYDRES. Grammes.	SELS CRISTALLISÉS. Grammes.
Carbonate de chaux	0.120	0.120
Sulfate de chaux	0.710	0.900
Carbonate de magnésie	0.012	0.012
Sulfate de magnésie	0.395	0.698
— de soude	0.840	2.210
Muriate de soude	3.560	3.560
Hydrogène sulfuré libre	0.013	0.013
Hydrosulfate de chaux et de magnésie	0.110	0.110
Total par litre	5.760	7.623

A ces résultats il faut ajouter les gaz, dont la nature et la proportion ont été déterminées sur les lieux par MM. Gueymard et Breton. Ce sont :

Acide carbonique	des traces;
Azote	6 centimètres cubes par litre;
Hydrogène sulfuré en volume.	0.80085

D'après les recherches de ces chimistes, l'eau sulfureuse serait minéralisée par de l'acide sulfhydrique et des sulfures terreux, opinion qui, nous devons le dire tout de suite, ne nous paraît pas conforme aux propriétés physiques et chimiques de l'eau minérale.

A la suite de ces travaux, la source fournissait pendant la saison chaude 1 600 hectolitres en vingt-quatre heures; à la fin des étés secs, elle descendait jusqu'à

1 500 hectolitres, tandis qu'au printemps elle s'élevait souvent à 2 000 et même davantage. Sa température variait de 18 à 23 degrés centigrades, et la proportion de ses principes minéralisateurs oscillait dans une proportion analogue. Ainsi, la quantité totale des principes minéraux salins cristallisés, portée à 7gr.623 par l'analyse de M. Berthier, montait souvent jusqu'à 8 grammes et demi et même 9 grammes au mois d'août, tandis qu'au commencement de juin elle s'abaissait jusqu'à 6 grammes ou 6 grammes et demi. Enfin, sous l'influence d'un grand orage, M. Gerdy vit le volume de la source atteindre 4000 hectolitres en vingt-quatre heures, tandis que la proportion des principes salins était tombée à 3 grammes par litre.

Ces variations brusques dans le volume de la source, correspondant à des variations similaires dans la quantité des principes minéralisateurs, démontraient d'une façon évidente que le but n'avait pas été atteint, que l'on n'était point encore parvenu à isoler l'eau minérale des eaux environnantes.

Les dimensions restreintes de la première galerie (celle dite de Mme de Gautheron) ne permettant pas de continuer les travaux au delà du point où l'on était arrivé, M. de Saint-Ferriol se décida, sur les instances de M. Gerdy, à poursuivre le résultat que tous désiraient, et les travaux pour la construction d'une nouvelle galerie furent commencés à la fin de l'année 1843, sous la surveillance d'un habile directeur, M. Redon, aidé des conseils de M. Gueymard, ingénieur en chef des mines. Cette seconde galerie fut faite un peu au-dessus de celle qui existait et parallèlement à son trajet, en se dirigeant, après quelques tâtonnements, pour rejoindre la source vers le fond de l'ancienne galerie. Après avoir suivi la source pendant 10 mètres de trajet, on trouva l'eau minérale émergeant verticalement des profondeurs du sol, à travers un massif sableux dont on était entouré.

La veine thermale étant là dès lors sans aucun mélange avec les sources voisines d'eau douce, elle n'était plus sujette à aucune variation; et pendant deux ans qu'elle a existé dans cet endroit, elle n'a point offert de différences, à quelque époque qu'on l'ait examinée. Sa température a constamment été de 26 degrés centigrades; son produit en vingt-quatre heures, invariable aussi, était d'environ 1 400 hectolitres. Si le volume de l'eau était diminué, la quantité de ses principes minéralisateurs était accrue dans une très-forte proportion. Ainsi, pour ne parler ici que des principes salins, l'analyse de M. Berthier portait, en 1823, à 5gr.76 par litre la somme totale des sels anhydres que fournissait la source d'Uriage (équivalent de 7gr.623 des mêmes sels à l'état de cristallisation), et cette proportion était la moyenne des résultats obtenus pendant l'été. Au contraire, depuis l'exécution de cette nouvelle galerie, M. le docteur Gerdy a toujours trouvé par litre d'eau minérale 11gr.20 de sels anhydres, ou plus de 14 grammes de sels cristallisés. La galerie, commencée en 1843, avait été terminée en 1845. On avait déjà obtenu un résultat très-important, puisque la source était devenue invariable et beaucoup plus chargée de principes actifs; mais il était au moins évident qu'on n'avait pas encore réuni toute la masse liquide. Elle émergeait de bas en haut, à travers un sol spongieux formé de sable et de cailloux roulés : aussi n'arrivait-elle à la surface que divisée en plusieurs petits filets. On se décida alors à essayer d'un puits d'épreuve sur l'émergence principale de la source, et pour cela on enfonça une cuve de 1m.50 qui entra facilement dans un sable fin et très-imbibé d'eau; puis une sonde pénétra aisément jusqu'à 28m.50, où elle fut arrêtée par un obstacle.

Le fond étant ainsi creusé de 1m.50 en plus, l'augmentation obtenue fut par cela seul d'environ 200 hectolitres par jour. Il était évident que si on pouvait faire disparaître les obstacles qui s'opposaient à l'ascension de l'eau, et la prendre au point où s'était arrêtée la sonde, on obtiendrait une masse d'eau infiniment plus considérable.

C'est alors que M. Gerdy proposa d'enfoncer dans le sable sur lequel s'appuyait la cuve déjà placée un tube artésien en bois : ainsi auraient disparu les obstacles qui, indépendamment de la hauteur de la colonne liquide, s'opposaient à l'écoulement de la source par cette voie. Mais on s'arrêta à une résolution encore plus large et plus radicale. On décida d'aller prendre la source au-dessous du point où était parvenu le sondage. Pour cela, on adopta le plan d'une galerie nouvelle qui, commençant au-dessus du chauffoir des douches, percerait la base de la colline, et irait, après un parcours de 300 mètres, aboutir au-dessous du point reconnu par l'extrémité de la sonde, à 32 mètres au-dessous de la galerie récemment terminée. Ce travail, entrepris en 1846, put être terminé au début de la saison de 1847, après les plus grandes difficultés d'exécution et un ensemble de complications imprévues. Cette laborieuse campagne ne dura pas moins de dix-huit mois; et ce fut après des péripéties sans nombre (fidèlement exposées dans l'ouvrage de M. le docteur Gerdy) qu'on découvrit enfin dans le rocher une fissure d'où l'eau minérale jaillissait en abondance, claire et limpide. Ces travaux furent achevés en 1847, et depuis cette époque la source émerge par le griffon du rocher à l'extrémité d'une galerie de 300 mètres de ongueur [1].

[1] Cette galerie, ne recevant qu'une ventilation incomplète, est

La fissure d'où émerge l'eau minérale existe au milieu d'une roche schisteuse fendillée, et dont l'aspect est devenu spongieux par suite de l'action corrodante de l'eau. Quelques années plus tard, pour concentrer et recueillir l'eau dans de meilleures conditions, après avoir essayé de creuser un puits en ce point, on se décida à enfoncer un fort tube en bois, semblable pour la forme à une caisse d'horloge, de 30 centimètres carrés, et dont l'orifice supérieur arrive au niveau de l'aire de la galerie.

Depuis la construction de cette dernière galerie, la température de la source est restée invariablement fixée à 27 degrés. La quantité de ses principes salins et sulfureux est la même qu'elle était au puits de la seconde galerie supérieure, ainsi que le constate l'analyse faite en 1846 par M. le docteur Gerdy, analyse que, depuis lors, il a répétée deux fois sans trouver de différence notable.

fortement imprégnée de gaz sulfhydrique, et l'air en est d'autant plus saturé qu'on se rapproche davantage du point d'émergence de la source : aussi, dans certaines conditions atmosphériques, principalement au moment des orages, il devient difficile d'y pénétrer avec une bougie allumée. Sur les parois intérieures de cette galerie, surtout dans sa partie antérieure, on remarque de magnifiques cristaux blancs, lanugineux, prismatiques, excessivement déliés, formés de sulfate de soude à dix équivalents d'eau, avec des proportions notables de sulfates de potasse, de chaux et de magnésie. Ces sels se sont évidemment formés par l'acide sulfhydrique, que l'oxygène de l'air a converti en acide sulfurique, et dont les bases proviendraient de la décomposition des silicates.

L'évaporation avec dessèchement complet de résidu salin donnant constamment 11gr.20 par litre d'eau, le total des sels anhydres indiqués par l'analyse est de 11gr.129, c'est-à-dire sensiblement égal au produit de l'évaporation.

Voici le résultat pour un litre d'eau :

	SELS ANHYDRES. Grammes.	SELS CRISTALLISÉS. Grammes.
Carbonate de chaux	0.20510	0.20510
Sulfate de chaux	1.42956	1.80454
— de magnésie	1.24560	2.56665
— de soude	1.01161	2.29911
Chlorure de sodium (sel marin)	7.23617	7.23617
Iodure de calcium	0.00114	0.00114
Total des sels	11.12918	14.11271

Acide sulfhydrique . . . . . 10.33 centimètres cubes,

qui représentent :

Azote et acide carbonique. . . quantité indéterminée.
Soufre. 0.015046

Si on compare les résultats bruts de l'analyse de Berthier et MM. Breton et Gueymard avec ceux de M. Gerdy, et si l'on tient compte de la proportion des principes minéralisateurs qui, en 1823, n'était que la moitié environ de ceux observés en 1820 par M. Crépu et en 1846 par M. Gerdy (différence due à ce que, en 1823, l'eau minérale se trouvait en proportion considérable avec les eaux douces environnantes, ce qui n'existe plus depuis longtemps, ainsi que je l'ai indiqué ci-dessus), on remarque, en tenant compte de ce mélange qui devait exister par moitié, des analogies frappantes dans le dosage de la plupart de ces éléments.

Le tableau qui suit met ce fait dans toute son évidence.

	ANALYSE de MM. Berthier, Breton et Gueymard.	ANALYSE de M. Gerdy.
Acide carbonique	0gr.053	0gr.0896
— sulfhydrique.	0 .078	0 .0150
— sulfurique.	1 .149	2 .2264
— chlorhydrique.	2 .213	4 .4989
Soude	2 .265	4 .2990
Chaux	0 .361	0 .7092
Magnésie.	0 .202	0 .4236
Principes minéraux salins, par litre	— 5gr.760	— 11gr.12918

Si je rappelle encore que MM. Chevallier et Gobley ont constaté l'existence de l'arsenic dans l'eau de la source sulfureuse d'Uriage, j'aurai enregistré tous les faits qui se rapportent à l'histoire chimique des eaux de cette station jusqu'au moment où M. Lefort a commencé son analyse.

Quant à l'eau ferrugineuse d'Uriage, elle n'a été l'objet que d'expériences analytiques très-superficielles de la part de M. Gerdy.

CHAPITRE VI

NOUVELLE ANALYSE CHIMIQUE DE LA SOURCE SULFUREUSE D'URIAGE.

I.

Je n'entrerai pas dans le détail des procédés mis en usage par M. Lefort pour reconnaître et pour doser chacun des principes élémentaires contenus dans les eaux de ces deux sources; je constaterai seulement que le savant chimiste dont nous venons de parler a découvert dans l'eau de la source sulfureuse, indépendamment des principes élémentaires indiqués par nos prédécesseurs, la présence de la potasse, de la lithine, de l'oxyde de fer, des acides hyposulfureux et arsénique, et enfin de l'oxyde de rubidium. Tous nos efforts pour déceler l'existence de l'oxyde de cæsium, qui, dans les eaux chlorurées sodiques, paraît toujours accompagner l'oxyde de rubidium, ont été infructueux, et cela en opérant avec le précipité platinique formé du produit salin de 300 litres d'eau minérale.

La présence à peu près constante de l'iode dans les eaux très-chlorurées ont conduit M. Lefort à entreprendre une série d'expériences sur la présence et le dosage de ce métalloïde dans l'eau d'Uriage; d'autant que la recherche de ce corps a offert certaines particularités qu'il est impossible de passer sous silence.

Et d'abord, ce métalloïde existe dans l'eau sulfureuse d'Uriage, ainsi que l'a annoncé depuis longtemps M. Gerdy; mais, selon nous, il ne s'y rencontre pas à l'état d'iodure de calcium, et ensuite en quantité pondérable.

Malgré la grande proportion de sels alcalins que l'eau sulfureuse renferme, il est indispensable, si l'on veut fixer tout à fait l'iode, et éviter par conséquent de l'éliminer pendant la concentration du liquide, d'ajouter un peu de carbonate de potasse pur, afin d'en séparer les bases terreuses (chaux et magnésie).

L'alcool anhydre démontre que l'eau minérale contient du sulfate de chaux; mais, après l'évaporation de l'eau, ce sel a disparu, pour donner naissance à du sulfate de soude et à du carbonate de chaux; d'autre part, les lois qui régissent l'affinité permettent de croire qu'en présence d'une quantité aussi considérable d'alcalis (soude et potasse), les corps haloïdes sont combinés normalement de préférence à ces oxydes plutôt qu'aux bases terreuses; or, pendant la concentration de l'eau minérale, voici ce qui se passe :

L'iodure de sodium et le sulfate de chaux réagissent l'un sur l'autre, de manière à produire du sulfate de soude et de l'iodure de calcium, et peut-être même de l'iodure de magnésium, aux dépens du sulfate de magnésie que l'eau minérale contient également.

Tous les chimistes savent que les iodures de calcium et de magnésium sont des sels d'une extrême instabilité, et qu'il suffit de chauffer modérément leurs solutions pour les décomposer; mais par l'addition d'un léger excès de carbonate de potasse, on produit des carbonates neutres de chaux et de magnésie insolubles, du sulfate de potasse, et l'iode reste saturé soit par le sodium, soit par le potassium, sels jouissant d'une plus grande fixité que les iodures à base de chaux ou de magnésie.

Voilà pour la recherche de l'iode; occupons-nous maintenant de son analyse quantitative.

L'iodure de sodium se trouve dans l'eau sulfureuse d'Uriage, c'est un fait incontestable; mais il n'y existe qu'en quantité impondérable. Ainsi, en opérant avec un volume de liquide variant d'un à trois litres, nous n'avons obtenu que des colorations rosées d'iodure d'amidon, tandis que si la proportion du métalloïde eût été pondérable, l'iodure d'amidon se serait traduit par une teinte bleue très-prononcée.

D'autre part, on sait que, dans l'état actuel de nos connaissances, il n'existe pas un procédé assez précis pour évaluer sûrement une très-minime proportion d'iode disséminée dans une grande masse d'eau et mélangée à des sels solubles et insolubles. Cependant nous avons pensé qu'en comparant la coloration de l'iodure d'amidon formé au moyen d'un poids déterminé d'iode avec celle produite par de l'eau minérale, nous obtiendrions quelques résultats intéressants. C'est donc à la voie synthétique que nous nous sommes adressés pour résoudre ce problème. Nous avons opéré de la manière suivante :

Deux litres d'eau distillée et d'eau de Seine ont été additionnés chacun d'une solution contenant 1 milligramme d'iodure de potassium ; à cet état de dilution, l'amidon et l'acide nitrique ne produisent aucune coloration bleue ou rose d'iodure d'amidon. C'est seulement dans ces eaux concentrées avec soin au dixième que nous avons vu, après une demi-heure ou trois quarts d'heure, se produire de l'iodure d'amidon de couleur rose, puis rose foncé ; après quelques heures, il s'est formé un dépôt bleu foncé, indice certain d'une quantité pondérable d'iode, mais difficile à évaluer, même approximativement, par l'intensité seule de la coloration. L'analyse nous permettant de découvrir facilement 1 milligramme d'iodure de potassium dissous dans 100 centimètres cubes d'eau distillée ou d'eau de Seine, il était important de rechercher si nous obtiendrions un résultat semblable avec l'eau sulfureuse d'Uriage. Voici ce que nous avons observé.

Après avoir ajouté un léger excès de carbonate de potasse dans un litre de cette eau sulfureuse, afin d'en isoler les oxydes terreux et de fixer l'iode, nous avons fait concentrer le liquide jusqu'à 100 centimètres cubes, et nous y avons ajouté, comme précédemment, de l'empois d'amidon et de l'acide nitrique. Dans ces conditions, le mélange s'est toujours conservé parfaitement incolore, même après plusieurs jours : d'où nous sommes autorisés à penser que, dans un litre d'eau minérale d'Uriage, la quantité d'iodure est trop minime pour être reconnue, même après sa concentration au dixième.

Au contraire, si on fait évaporer l'eau minérale jusqu'à siccité, si on reprend le résidu par de l'alcool à 86 degrés, et si, après avoir calciné le dépôt provenant de l'évaporation du véhicule alcoolique, on ajoute une petite quantité d'empois d'amidon et d'acide nitrique dans la solution aqueuse de la substance qui contient tout l'iodure, on obtient alors une coloration faiblement rosée d'iodure d'amidon, ainsi que nous l'avons dit précédemment, mais bien différente de celle que donne une quantité pondérable d'un iodure quelconque.

Disons-le en terminant, cette expérience, répétée à trois reprises différentes, nous a toujours fourni des résultats parfaitement identiques : d'où nous pouvons conclure que l'eau sulfureuse d'Uriage contient des traces évidentes d'iode, mais en quantité inférieure à un milligramme par litre.

II. — PROPRIÉTÉS PHYSIQUES.

Propriétés organoleptiques.

Au moment même où elle jaillit des fissures rocheuses dont nous avons parlé, et dans son état normal, l'eau minérale est toujours parfaitement limpide et incolore; mais, comme toutes les eaux de cette nature, elle se trouble lorsqu'elle reçoit pendant quelque temps le contact de l'air, et dépose du soufre à l'état de division extrême, entièrement soluble dans le sulfure de carbone, et incristallisable.

On sait que les phénomènes météorologiques ont une influence très-grande sur les propriétés physiques, chimiques et même thérapeutiques des eaux minérales en général. Voici, en ce qui concerne la source sulfureuse d'Uriage, ce que nous avons été à même d'observer à l'approche des orages et sous l'influence de causes que l'on doit évidemment rapporter à l'état électrique de l'atmosphère. La source sulfureuse se trouble d'une manière notable par suite de la précipitation d'une partie du soufre; aussitôt que les causes qui ont amené cette décomposition partielle de l'acide sulfhydrique ont disparu, l'eau minérale reprend sa limpidité naturelle.

Un essai sulfurométrique nous a montré que l'eau minérale, qui, à l'entrée de la galerie, marquait 8 degrés lorsqu'elle était limpide ou à son état normal, n'accusait plus que 6°.8 lorsqu'elle était lactescente. Ainsi cette eau avait perdu un huitième environ de son acide sulfhydrique en déposant du soufre et en donnant naissance à de l'acide hyposulfureux, toutes substances qui communiquent à l'eau des propriétés thérapeutiques nouvelles et peut-être plus actives, ainsi qu'on l'a déjà observé auprès de quelques stations sulfureuses des Pyrénées, là où le phénomène de la *dégénérescence* des eaux minérales est fréquent. Nous nous proposons, d'ailleurs, de revenir sur ce sujet dans un travail spécial.

Tout nous porte à croire que, dans cette circonstance, la combustion spontanée d'une partie de l'acide sulfhydrique est due à l'ozone ambiant, dont la proportion dans l'air varie, comme on sait, avec la pression atmosphérique et les phénomènes qui en sont la conséquence. Nous nous réservons, du reste, de poursuivre ce genre d'observations en relatant avec soin les rapports qui existent entre la température ambiante, la pression atmosphérique, la proportion d'ozone disséminée dans l'espace, et les propriétés physiques de l'eau sulfureuse d'Uriage.

L'odeur de cette eau minérale est franchement sulfureuse, aussi bien à son griffon immédiat qu'à ses divers points de distribution; d'où nous concluons déjà que l'acide sulfhydrique est le principe qui la caractérise de préférence à un sulfure alcalin ou terreux.

Sa saveur est dite hépatique, puis très-manifestement salée et un peu amère, tous caractères appartenant à l'acide sulfhydrique, au chlorure de sodium et aux sulfates alcalins.

Température.

Depuis que les derniers travaux de captage ont mis la source sulfureuse tout à fait à l'abri des eaux douces avoisinantes, sa température est restée à peu près invariable à toutes les époques de l'année.

Voici le résultat des expériences thermométriques que nous avons faites le 25 octobre 1864 :

Au griffon de la source et au fond de la galerie.	27°.2
Au réservoir de l'entrée de la galerie	26 .6
Au réservoir des bains et des douches.	26
Au robinet de l'embouteillage	24
A la buvette.	23 .4

Densité.

La forte minéralisation de l'eau sulfureuse nous donnait lieu de croire que la balance accuserait une pesanteur spécifique supérieure à celle de l'eau distillée; en effet, cette dernière étant représentée par 1.000, l'eau minérale d'Uriage a indiqué 1.0084.

III. — PROPRIÉTÉS CHIMIQUES.

Analyse qualitative et quantitative.

Papier bleu de tournesol. — Ce réactif est d'abord peu influencé par l'eau minérale telle qu'elle jaillit du sol; cependant on remarque qu'après quelques minutes il rougit d'une manière peu sensible.

Papier d'acétate de plomb. — L'odeur caractéristique que répand cette eau minérale et la coloration brune qu'acquiert le papier d'acétate de plomb dénotent tout de suite la présence d'une proportion très-pondérable d'un principe sulfureux.

Eau de chlore. — La solution aqueuse de chlore produit dans l'eau un *louchissement* provenant de la décomposition de l'acide sulfhydrique et de la précipitation du soufre.

Oxalate d'ammoniaque. — Ce réactif fournit un précipité blanc, immédiat, abondant, qui indique la présence d'une quantité très-notable d'un sel de chaux.

Phosphate de soude. — Précipité blanc, immédiat et abondant de phosphate de chaux.

Nitrate acide d'argent. — Par l'abondance du précipité blanc sale que donne ce réactif versé dans l'eau minérale sulfureuse, on reconnaît tout de suite l'existence d'une quantité très-considérable de chlorures.

Acétate neutre de plomb. — Précipité blanc sale composé de sulfate, de carbonate et de sulfure de plomb.

Chlorure de baryum. — Avec ce réactif, l'eau sulfureuse d'Uriage produit un abondant précipité blanc, composé pour la plus grande partie de sulfate de baryte.

Ammoniaque. — Trouble immédiat et dépôt blanc composé de carbonate de chaux et de magnésie.

Acides minéraux; Teinture de noix de galle; Solution de tannin; Cyanure de potassium et de fer. — Réactions nulles par l'absence de carbonates et d'un sel de fer en quantité notable.

Alcool. — L'eau sulfureuse, versée dans de l'alcool anhydre, devient sensiblement louche par suite de la précipitation d'une partie du chlorure de sodium et du sulfate de chaux.

Par l'ébullition en vase clos, cette eau dégage une proportion notable de gaz azote, d'acide sulfhydrique, et d'une très-petite quantité d'acide carbonique, provenant soit de l'acide carbonique libre dissous, soit de bicarbonates.

Évaporée à l'air libre, et aux deux tiers de son volume environ, elle se trouble légèrement, et forme un très-léger précipité, composé surtout de carbonate de chaux et de carbonate de magnésie imprégné de traces d'oxyde de fer.

Enfin, concentrée jusqu'à la cristallisation des sels solubles, il se produit des carbonates de chaux et de magnésie insolubles et du sulfate de soude en cristaux très-nets et faciles à reconnaître à tous ces caractères.

Abandonnée à elle-même pendant plusieurs mois dans des bouteilles bouchées avec soin, elle se conserve parfaitement limpide et incolore, et son titre sulfureux ne subit une légère diminution que pendant son embouteillage.

Le produit de son évaporation complète, à 180 degrés et à l'abri de toutes matières étrangères, est parfaitement blanc. Le résidu, arrosé d'acide sulfurique concentré, a dégagé de l'acide chlorhydrique en abondance et de l'acide carbonique; en chauffant progressivement, nous avons vu le mélange se colorer légèrement en jaune brunâtre par la destruction de la matière organique.

Nature et proportion des principes élémentaires contenus dans un litre d'eau sulfureuse d'Uriage.

Azote à zéro et à 760mm.	19cc.	
Acide sulfhydrique	7cc.3443 ou	0gr 0113
— carbonique libre et combiné.		0 .3299
— chlorhydrique		3 .9926
— iodhydrique		impondérable
— hyposulfureux		impondérable
— sulfurique.		1gr.9664
— silicique.		0 .0790
— arsénique.		0 .0013
Potasse.		0 .2533
Soude		3 .9752
Chaux		0 .6267
Magnésie.		0 .2016
Lithine.		0 .0012
Oxyde de rubidium		indices
— de fer		impondérable
Matière organique.		indices
		11gr.4385

Si nous cherchons maintenant à traduire en formule chimique rationnelle les résultats fournis par l'analyse qualitative et quantitative, et ensuite si nous nous basons sur l'ordre d'affinité probable des acides avec les bases, nous pouvons assigner à l'eau sulfureuse d'Uriage la composition chimique suivante :

Composition hypothétique de l'eau de la source sulfureuse d'Uriage (pour un litre d'eau).

Densité	1.0084	
Azote à zéro et à 760^{mm}	19^{cc}.5	
Acide carbonique libre	3 .2	ou 0^{gr}.0062
— sulfhydrique	7 .3443	0 .0113
Chlorure de sodium		6 .0569
— de potassium		0 .4008
— de lithium		0 .0078
— de rubidium		} impondérables
Iodure de sodium		} impondérables
Sulfate de chaux		1^{gr}.5205
— de magnésie		0 .6048
— de soude		1 .1875
Bicarbonate de soude		0 .5555
Hyposulfite de soude		indices
Arséniate de soude		0 .0021
Sulfure de fer		impondérable
Silice		0^{gr}.0790
Matière organique		indices
		10^{gr}.4262
Poids du résidu salin obtenu à 180 degrés		10 .2760

CHAPITRE VII

CLASSIFICATION DES EAUX D'URIAGE.

D'après la composition qui précède, l'eau sulfureuse d'Uriage appartiendrait à la classe des eaux *chlorurées* et à la division des eaux *chlorurées sodiques sulfureuses*, dont elle est le type le plus remarquable au point de vue de la forte minéralisation, et dont on ne retrouve guère d'analogue en Europe qu'aux stations d'Aix-la-Chapelle et de Saint-Gervais.

Cette division d'eaux minérales est, comme on sait, l'une de celles qui présentent le moins de variétés.

Voici le tableau comparatif des trois types de sources dont nous venons de parler :

POUR UN LITRE D'EAU.	URIAGE.	SAINT-GERVAIS (Source pour la boisson).	AIX-LA-CHAPELLE (Source de l'Empereur).
Acide sulfhydrique.	7cc.344	0cc.00081	
Sulfure de calcium.	—	0 .00420	
Sulfure de sodium. .	—	—	0cc.00950
Chlorure de sodium.	6 .056	1 .60337	2 .63940
Principes minéralisateurs	— 10 .4262	— 5 .14488	— 4 .10190
	(Lefort, 1865)	(Bourne, 1819)	(Liebig, 1851)

Le principe minéralisateur dominant de la source d'Uriage, c'est le chlorure de sodium, et la quantité de sel marin qu'elle contient est telle, qu'on doit la ranger parmi les eaux minérales chlorurées fortes; à ce titre, elle participe aux propriétés générales de ces dernières. Leur sulfuration leur donne en même temps les vertus des eaux sulfureuses, et nous verrons leurs effets physiologiques et thérapeutiques tenir ou à leur chloruration, ou à leur sulfuration, ou enfin se produire par l'effet de ces deux qualités réunies : aussi l'action curative des eaux d'Uriage n'a-t-elle rien d'occulte ni de mystérieux, et trouve-t-elle son explication dans les propriétés physiques et chimiques de leurs parties constituantes.

EXPÉRIENCES SULFUROMÉTRIQUES FAITES A URIAGE LE 25 OCTOBRE 1864.

A. *Eau minérale sulfureuse puisée au fond de la galerie et au griffon de la source.*

Température	27°.2
Degrés sulfurométriques, par litre.	8°.4
Représentant : Acide sulfhydrique, en volume .	7cc.3443
— en poids. .	0gr.01136

B. *Eau minérale puisée au robinet de l'entrée de la galerie et au moment où l'eau était très-limpide.*

Température	26°.6
Degrés sulfurométriques, par litre	8°
Représentant : Acide sulfhydrique, en volume .	6cc.9945
— en poids. .	0gr.01082

C. *Eau minérale puisée au robinet de l'entrée de la galerie et au moment où l'eau était blanche.*

Température	26°.6
Degrés sulfurométriques, par litre.	6°.8
Représentant : Acide sulfhydrique, en volume .	5cc.7705
— en poids. .	0gr.00892

D. *Eau minérale puisée à la buvette de l'établissement.*

Température	23°.4
Degrés sulfurométriques, par litre	7°.2
Représentant : Acide sulfhydrique, en volume .	6cc.29513
— en poids. .	0gr.00973

E. *Eau minérale puisée au robinet de l'embouteillage.*

Température	24°
Degrés sulfurométriques, par litre	7°.6
Représentant : Acide sulfhydrique, en volume .	6cc.64486
— en poids. .	0gr.01027

Il résulte de ces expériences :

1° Que, pendant son parcours depuis le griffon jusqu'à la buvette de l'établissement, l'eau sulfureuse d'Uriage, dans son état normal, ne perd que 1°.2 de son acide sulfhydrique et 3°.8 de sa température;

2° Que, par son blanchiment, cette eau perd 1°.6 de son acide sulfhydrique;

3° Qu'au moment même où on la met en bouteille, l'eau sulfureuse n'a perdu que 0°.8 d'acide sulfhydrique.

CHAPITRE VIII

ÉTABLISSEMENT THERMAL.

I.

La renaissance des bains d'Uriage date seulement de 1820; mais, malgré cette origine toute récente, ils n'en comptent pas moins parmi les bains de France les plus fréquentés.

Arrivée à l'orifice supérieur du canal de bois dont nous avons parlé ci-dessus, l'eau minérale passe dans un conduit destiné à l'amener aux diverses parties de l'établissement qu'elle doit alimenter. Il y a peu d'années encore, l'eau minérale se trouvait, durant son trajet le long de la galerie, renfermée dans une conduite de brique revêtue de ciment; mais ces eaux altérant les ciments mêmes les plus réfractaires, on a remplacé ce système de tuyaux par un canal de bois formé de troncs de sapins creusés au centre, et recouverts à leur partie supérieure par d'épaisses planches soigneusement lutées avec des étoupes enduites

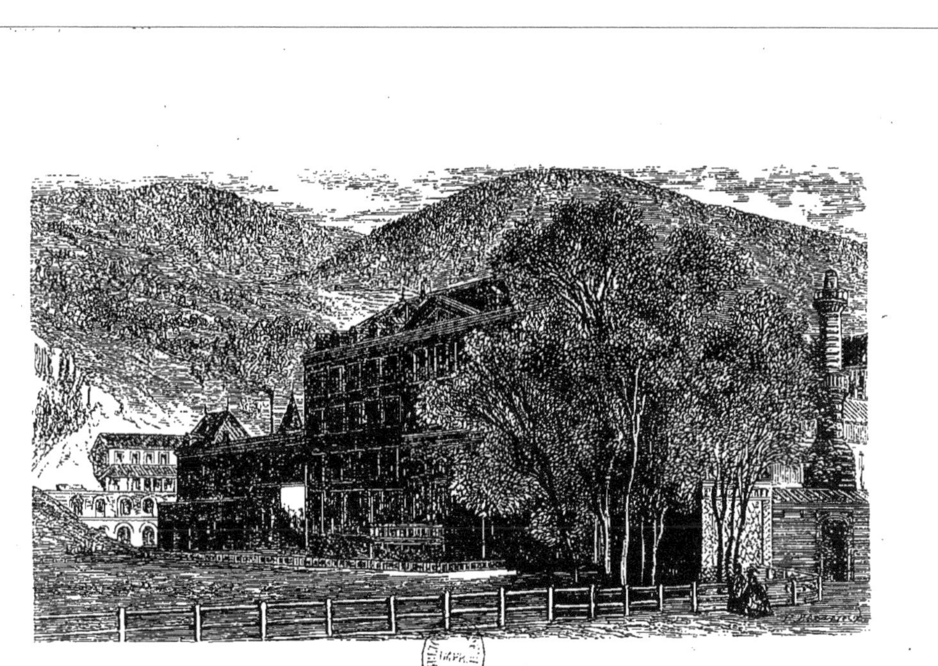

ÉTABLISSEMENT THERMAL. — HÔTEL DU CERCLE.

d'un corps gras : aussi, grâce à ces minutieuses précautions, si conformes aux lois de la physique, l'eau minérale, depuis lors, se maintient parfaitement à l'abri du contact de l'air.

A peu de distance de la galerie, l'eau se partage en plusieurs branches qui, par autant de tuyaux de conduite, se rendent au réservoir, aux chauffoirs de l'eau minérale, aux bains, aux salles d'inhalations et aux fontaines servant à la boisson.

Le réservoir est une vaste construction voûtée et parfaitement cimentée, contenant environ douze cents hectolitres d'eau. On n'a recours à l'eau contenue dans ce réservoir qu'à l'époque de la saison où il est nécessaire de donner en même temps un grand nombre de bains et de douches. Les chauffoirs sont destinés à élever la température de l'eau minérale, qui n'est que de 27 degrés centigrades, et serait par conséquent insuffisante pour les bains et certaines douches. L'eau minérale, dont autrefois on augmentait la chaleur par le contact de lentilles en fonte remplies de vapeur, est aujourd'hui directement échauffée par la vapeur d'eau qui pénètre dans deux vastes cuves en bois, dont l'une dessert les bains et l'autre les douches. Il est certain que, par ce procédé, on perd une bonne partie des gaz; mais, par compensation, on peut maintenir constamment l'eau à une température de 80 à 90 degrés centigrades, et, dans ces conditions, comme l'eau de la source est déjà à 27 degrés, il suffit d'y ajouter seulement une très-minime quantité d'eau chauffée pour donner au bain une température moyenne convenable de 33 ou 34 degrés centigrades. Il n'en résulte aucun inconvénient au point de vue thérapeutique, d'autant que la proportion des principes fixes, pour une quantité donnée d'eau, n'est par là nullement diminuée, bien au contraire.

Indépendamment de ces appareils, il en existe deux autres, dont l'un est employé à chauffer de l'eau douce, qui sert à donner des bains ordinaires ou à mitiger les bains d'eau minérale, soit au début du traitement, soit pour les personnes faibles et impressionnables qui ne peuvent les supporter purs; et l'autre est destiné à fournir de la vapeur pour les douches, les étuves et la salle d'inhalation chaude.

L'établissement thermal renferme plus de quatre-vingts cabinets de bains, tous bien éclairés et très-commodes : quelques-uns à deux, trois, et même quatre baignoires; le plus grand nombre à une seule. Dans tous les cabinets, il y a quatre robinets : deux pour l'eau minérale à sa chaleur naturelle ou chauffée, et deux pour l'eau douce tant froide que chaude. Ce luxe de moyens, dont on regrette l'absence dans d'autres thermes de premier ordre, permet d'opérer extemporanément tous les mélanges et toutes les transitions prescrits par les médecins selon la nature des maladies. Des baignoires avec douche locale de toute espèce, des baignoires spéciales pour les demi-bains, les bains de siége, une galerie exclusivement destinée aux baignoires d'enfants, etc..., ne laissent rien à désirer sous le rapport matériel.

L'installation des douches est également aussi complète que possible : une dizaine de cabinets sont disposés pour donner des douches générales et locales; deux autres sont consacrés aux bains de vapeur et aux bains russes. Des appareils spéciaux fonctionnent pour les douches du visage et des extrémités, pour les douches ascendantes du rectum et du vagin (ces derniers sont placés dans six cabinets de bains réservés pour cet usage). A l'aide de tuyaux doubles pour les douches générales, la colonne liquide est portée simultanément sur deux points différents du corps. Ces douches sont chaudes, froides, ou froides et chaudes alternativement (écossaises). Des ajutages de calibres différents pour administrer la douche avec un jet plus ou moins volumineux, des grilles et des pommes d'arrosoir dont les trous de dimensions variées produisent une pluie inégalement forte, complètent ce système d'appareils, dont les applications multiples sont d'une si grande importance dans le traitement balnéaire.

Enfin, les douches sont usuellement, selon l'indication,

accompagnées de frictions et de massage. Le *massage sous la douche* donne de très-beaux résultats et ajoute considérablement à l'efficacité de cette médication. Cette méthode est depuis fort longtemps employée à Uriage; c'est un des premiers établissements de la France où elle ait été mise en pratique, et, de même que pour l'organisation de ses autres agents balnéaires, l'initiative en est due aux conseils éclairés de M. le docteur Gerdy, qui peut revendiquer la meilleure part, celle du créateur, dans l'ensemble des moyens perfectionnés que le médecin trouve à sa disposition pour réaliser toutes les combinaisons dont son expérience ou dont l'exigence imprévue des indications peut lui suggérer l'idée.

La température à donner aux bains et aux douches a une importance qu'on ne saurait méconnaître : aussi, rigoureusement fixée pour chaque malade par les prescriptions de son médecin, elle est exactement observée. Les douches surtout, réclamant la précision la plus délicate dans le degré de chaleur, ont été installées avec le plus grand soin. Au niveau du chauffoir le plus élevé, on a établi des vases spacieux en bois dont la capacité est de 4 à 8 hectolitres; tous sont munis de thermomètres et correspondent deux par deux à chaque cabinet de douches. Par là, chaque fois qu'une douche est prescrite, il devient aussi simple qu'aisé d'obtenir exactement les

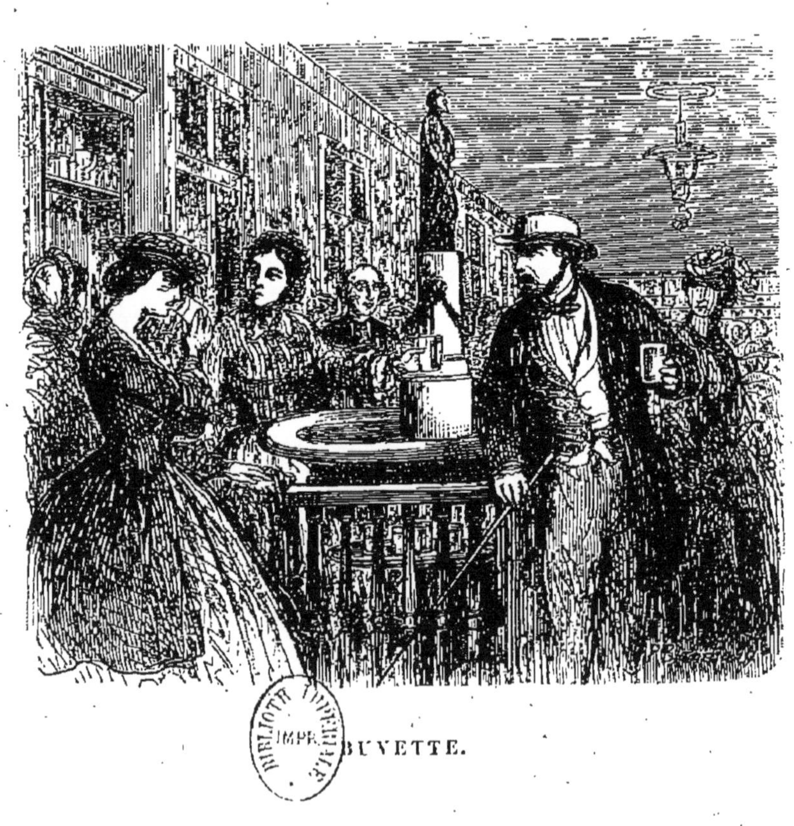

BUVETTE.

degrés thermométriques demandés. La hauteur de la colonne d'eau est de 8 mètres environ pour les grandes douches, ce qui est largement suffisant. Rien n'est plus facile que de diminuer la pression pour les personnes de complexion délicate, ou pour établir sans brusquerie l'assuétude à cet agent héroïque, mais parfois un peu éprouvant dans ses premiers effets.

II. — BUVETTE DE L'ÉTABLISSEMENT.

La fontaine est située sous une galerie vitrée et close, qui ressemble à une véritable *trinkhalle* allemande, servant en même temps de promenoir les jours de mauvais temps. Cette galerie, dallée d'asphalte, se trouve à gauche en entrant dans l'établissement ; elle est parallèle aux bains des dames. Au-dessus de la vasque de la fontaine s'élève une colonne de marbre blanc supportant la statue en bronze d'Esculape couronné et armé de la massue au serpent symbolique. Dans un angle, à droite, coule une fontaine d'eau douce, dont la proximité permet aux baigneurs de faire tous les mélanges qui peuvent leur être indiqués.

III. — SALLES DE RESPIRATION.

Il existe à Uriage deux salles de respiration, une de vapeur et de gaz, l'autre d'eau pulvérisée et de gaz.

La pulvérisation de l'eau se fait par le procédé ancien, celui que le docteur Sales-Girons a décrit dans les *Annales de la Société d'hydrologie médicale de Paris*, tome III, page 73. L'appareil qui fonctionne à Uriage consiste dans une pompe aspirante et foulante de la force de cinq atmosphères, dont le levier est mû par le bras d'un homme de peine. Par le côté aspirant, cette pompe communique, à l'aide d'un tube de plusieurs mètres, avec l'eau de la source et la fait monter; par le côté foulant, la pompe pousse l'eau aspirée dans un autre tube, lequel pénètre dans l'intérieur d'une salle où il se divise en trois branches. A l'extrémité de chacune de ces trois branches, l'eau sort par quatre trous capillaires, et vient se briser, à une distance de 8 à 10 centimètres et sous un angle droit, sur un petit disque en faïence d'où le liquide s'échappe en poussière extrêmement fine et ténue.

Outre ces trois appareils destinés à la pulvérisation de l'eau, il en existe un quatrième composé de trois plateaux circulaires superposés et de dimensions différentes. Ces plateaux sont en zinc et supportés par une colonne centrale dont l'extrémité supérieure est percée de trous capillaires d'où s'échappent des jets d'eau minérale qui retombent en pluie dans le plateau supérieur, et de là successivement dans les deux autres.

Salle d'inhalation de gaz et de vapeur.

A côté et à droite de la salle précédente, on rencontre une autre pièce où l'on peut respirer le gaz et la vapeur. Au centre de la salle est établie une vasque de zinc de 80 centimètres de diamètre, et un manchon de cuivre percé de plusieurs ouvertures capillaires par lesquelles passe l'eau, dont les jets, dans leur ascension, atteignent presque au plafond. Ce liquide, dans sa chute, laisse dégager son gaz acide sulfhydrique; une partie de la colonne d'eau est reçue dans le bassin et l'autre sur le parquet, dont les planches sont espacées comme dans la salle de respiration d'eau pulvérisée.

L'ouverture du tuyau par lequel arrive la vapeur est à la partie inférieure du piédestal de la vasque. L'atmosphère de la pièce, dont on peut élever à volonté la température, est en général de 28 à 32 degrés centigrades. Trois rangs de gradins permettent à plusieurs malades de prendre au même moment une inhalation de vapeur différente, puisqu'ils rencontrent une chaleur d'autant plus intense qu'ils montent à un gradin supérieur. Des thermomètres, appendus à différentes hauteurs, indiquent d'ailleurs toujours avec précision la température du milieu dans lequel on respire.

IV. — BAINS DE PETIT-LAIT.

On peut prendre à Uriage des bains de petit-lait. Depuis une dizaine d'années, on a créé un établissement restreint, mais complet, destiné à ce mode de médication. Ces bains sont employés avec succès dans les maladies de l'appareil digestif, les convalescences de fièvre grave. Seuls, mais surtout alternés avec les douches à température variée, j'en ai obtenu des résultats très-satisfaisants dans les affections nerveuses.

L'installation et le fonctionnement des appareils sont, on le voit, aussi complets que le comportent les progrès de la science hydrologique.

Nous terminerons ce chapitre par le tableau décennal des bains et douches donnés à Uriage :

1823 (année de la fondation)	5 895
1833	11 192
1843	23 822
1853	35 208
1863	61 039

On peut juger par le tableau ci-dessus de l'extension rapide et importante des eaux d'Uriage.

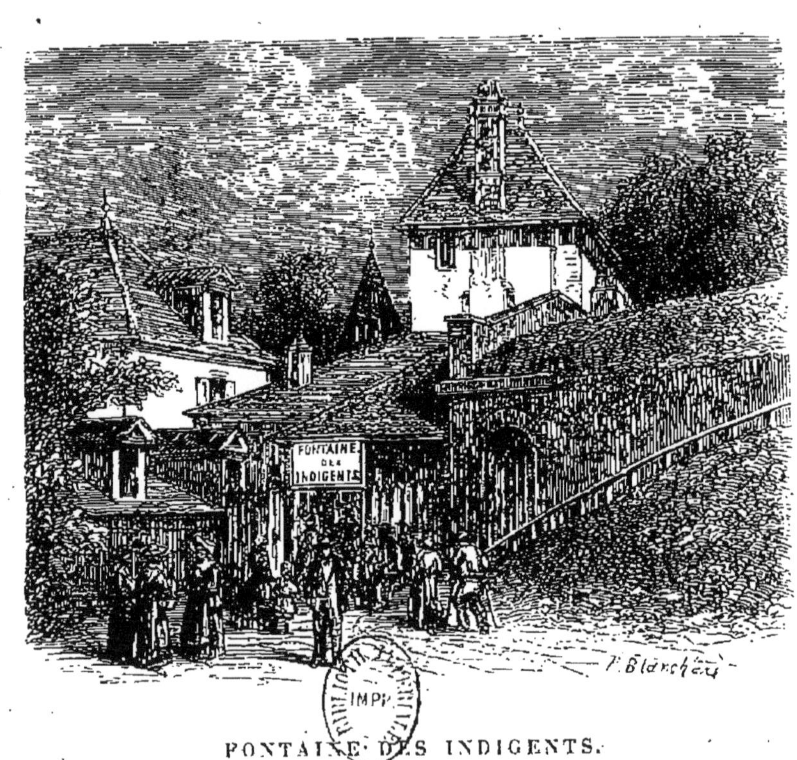

FONTAINE DES INDIGENTS.

CHAPITRE IX

BAINS DES INDIGENTS.

Les pauvres n'ont pas été oubliés à Uriage : un établissement spécial est à leur disposition, aussi complet que celui destiné aux gens du monde. Le propriétaire a fait plus que suivre les traces de la bienfaisante Mme de Gautheron, et les améliorations du service des indigents ont toujours marché parallèlement à l'extension donnée à l'établissement proprement dit. Ainsi, aujourd'hui, douze cabinets de bains, deux cabinets de douches, deux fontaines, une pour la boisson et l'autre dont les indigents se servent en application topique sur leurs plaies, viennent compléter les constructions thermales que nous avons décrites et mettent cette classe de malades à même de satisfaire à toutes les exigences du traitement, et cela sans interruption, depuis l'ouverture de la saison jusqu'à sa fin.

Les conditions d'admission des malheureux sont des plus simples et font le plus grand honneur à la générosité bien connue du propriétaire. Tout malade muni d'un certificat d'indigence délivré par le maire de sa commune est admis au traitement gratuit, et reçoit en outre, deux fois chaque semaine, des secours alimentaires. Ces distributions de pain, assez fréquentes pour suffire à leurs besoins, sont le produit de quêtes faites dans l'établissement, tous les quinze jours, pendant la saison thermale.

Mais il y a ici un point important à relever. Les communes ou les particuliers qui adressent des malheureux à Uriage ne doivent pas oublier qu'il n'y existe aucun hôpital pour les indigents, et que, par conséquent, il est nécessaire de leur fournir au départ quelques avances pour qu'ils puissent payer le complément de leur nourriture et leur logement dans les petits hôtels ou les fermes du voisinage; bien entendu, les soins médicaux leur sont délivrés gratuitement. Faute d'avoir connu ce détail, plusieurs pauvres, qui croyaient avoir le vivre et le couvert gratuits pendant la saison balnéaire, ont eu à subir de durs mécomptes; et les personnes charitables qui dans leur zèle bienfaisant avaient cru faire assez pour ces malheureux en payant leurs frais de voyage, ont le regret de les avoir, par ignorance, exposés à des désappointements ou même à des privations faciles à éviter avec un peu de prévoyance.

L'hospice de Grenoble, qui dirige chaque année un

grand nombre de malades sur Uriage, a loué une petite maison où ils sont logés et nourris moyennant une légère rétribution payée par l'administration de l'hôpital.

Il nous appartient peut-être, à nous qui, durant notre internat, avons vu de près le grand nombre de maladies tributaires des eaux d'Uriage que renferment les hôpitaux de Lyon, à nous qui avons pu apprécier la générosité que l'administration de ces hôpitaux met à prodiguer tous les soins nécessaires, même les plus dispendieux, il nous appartient, disons-nous, d'émettre ici un vœu qu'appréciera sans doute le corps médical, aussi éminent par la philanthropie que par la science, de cette grande ville. C'est la création à Uriage d'une maison destinée aux scrofuleux, dartreux, rachitiques, anémiés, qui actuellement prolongent leur séjour dans les hôpitaux de Lyon, sans profit pour eux et non sans inconvénient pour autrui. On verrait, notamment, se régénérer là, par les eaux thermales et l'air pur des montagnes, cette intéressante population d'enfants dont sont encombrées les salles de la Charité et de l'Antiquaille. La dépense serait de peu d'importance (le transport à prix réduit devant sans doute être consenti par les compagnies de chemins de fer), et M. de Saint-Ferriol, nous en sommes certain, s'empresserait de mettre à la disposition des hospices tous les moyens nécessaires pour mener à bien cette entreprise si pleine d'avenir. Deux ou trois mois de séjour au sein de nos Alpes produiraient au moins l'équivalent des avantages à espérer de la mesure prise par les hôpitaux de Paris, qui maintenant envoient sur les bords de la mer leurs enfants étiolés et scrofuleux.

Nous engageons vivement nos confrères à vouloir bien adresser leurs malades pauvres dès le début de la saison, c'est-à-dire dès la fin de mai ; ils seront sûrs de trouver à cette époque toutes les facilités pour se loger à des prix réduits, tandis que dans le milieu de la saison leur installation serait et plus difficile et plus coûteuse.

Le tableau suivant donne une idée du nombre des indigents qui ont reçu gratuitement les secours médicaux de l'établissement. Toutefois, nous ne transcrivons ici que les bains et les douches donnés aux indigents dans ces dernières années.

ANNÉES.	Nombre de bains et douches.	Nombre des indigents.
1854	7 447	321
1855	8 144	309
1856	8 403	306
1857	8 811	331
1858	9 327	398
1859	10 243	401
1860	9 707	336
1861	12 801	444
1862	10 278	383
1863	9 905	403

Cette affluence croissante des malades indigents est,

croyons-nous, la meilleure et la plus certaine preuve de l'efficacité des eaux d'Uriage. A coup sûr, ce n'est ni la soif des pérégrinations, ni l'empire de la mode, ni le goût des plaisirs qui y conduisent ces malheureux; et il faut, certes, que le besoin des eaux d'Uriage soit bien vivement senti par eux et par leurs médecins, pour qu'ils se décident à braver les souffrances inséparables d'un voyage entrepris et d'un séjour continué dans de pareilles conditions!

CHAPITRE X

RESSOURCES LOCALES.

Contrairement à toutes les stations thermales, Uriage offre ce caractère, peut-être unique, de n'être situé ni auprès d'une ville, ni même dans un village. Complétement isolé, l'établissement se trouve à un ou deux kilomètres des hameaux les plus rapprochés : aussi n'est-il entouré que des maisons destinées aux baigneurs, et qui toutes ont été construites en vue du but spécial qu'on se proposait. Il en résulte, outre la pureté de l'air et l'éloignement de toute industrie incommode, un aménagement et une installation qui, on s'en aperçoit au premier abord, laissent peu de chose à désirer.

Dans l'origine, un petit bâtiment existait seul; quelques baignoires au rez-de-chaussée, une vingtaine de chambres à l'étage au-dessus, constituaient alors tout l'établissement. Aujourd'hui, de vastes constructions, de nombreuses maisons d'habitation dont la création successive a eu lieu dans l'espace d'une trentaine d'années, répondent amplement à des besoins dont ils démontrent en même temps l'extension toujours croissante. Six hôtels principaux, plusieurs autres d'une importance secondaire, un vaste chalet renfermant cinq grands appartements complets où le baigneur peut à volonté être servi par les siens, offrent des ressources pour toutes les fortunes et pour tous les goûts.

Plusieurs restaurants parfaitement tenus, avec table d'hôte et salons particuliers, un beau café, des magasins de tous genres, en un mot, tout ce qui peut concourir au bien-être et aux plaisirs des baigneurs s'y trouve dès à présent, et chaque année le perfectionnement sous ce rapport est sensible (1).

Le Casino se compose d'abord et principalement d'un vaste et beau salon pour les bals; ils ont lieu plusieurs fois chaque semaine pendant toute la saison, et, régulièrement, ils attirent l'élite de la population de Grenoble et de ses riches environs; les baigneurs peuvent en outre s'y réunir chaque soir et y entendre un excellent

(1) Outre le bureau de poste, une station télégraphique, installée à Uriage depuis 1864, y fonctionne au grand avantage des baigneurs pendant toute la durée de la saison thermale.

orchestre d'artistes convoqués expressément et de solistes distingués. Le Casino contient encore deux salons de conversation, des salles où les amateurs peuvent se livrer à l'exécution de la musique de chambre et les écoliers à leurs exercices de solfége, une salle de lecture avec de nombreux journaux, une salle de jeu, un estaminet avec billard, etc.

Il est, je crois, inutile d'énumérer ici toutes les autres parties de l'établissement; de parler de la chapelle, fort simple extérieurement, et devenue trop étroite pour la population actuelle des baigneurs, mais renfermant quelques belles toiles, entre autres un tableau attribué à Paul Véronèse, un très-ancien et remarquable triptyque, etc.

Uriage, d'ailleurs, se trouve, nous l'avons dit, à proximité de Grenoble (12 kilomètres), avec lequel soit le chemin de fer ligne de Chambéry, soit de nombreux omnibus à départs réguliers d'heure en heure, établissent de faciles rapports. Il y a en outre un grand nombre de voitures de louage qu'on peut se procurer aussi aisément à Uriage qu'à Grenoble, des chevaux de selle, des ânes, des mulets, etc.; tous les moyens de distraction, d'exercice, d'excursion qu'on rencontre dans les autres stations thermales s'y trouvent réunis; mais si vous voulez vous rendre compte de l'effet à attendre de ces éléments de distraction, de ces stimulants de la nutrition alanguie, n'oubliez pas celui qui, comme l'appétit, est le meilleur des assaisonnements; n'oubliez pas cet air alpestre qui, à toute heure du jour, souffle la fraîcheur, la force et la vie.

CHAPITRE XI

CHOIX DE LA SAISON.

La saison commence, à Uriage, le 15 mai et se termine le 30 septembre. Les considérations de convenances, d'affaires ou de plaisirs, sont, en général, les seules dont les malades tiennent compte pour le choix de l'époque où ils doivent se rendre aux eaux. Cette question mérite cependant une plus sérieuse attention; elle a une importance que le médecin ne saurait méconnaître. Les eaux sulfureuses produisant une augmentation dans les fonctions cutanées, une suractivité de l'enveloppe tégumentaire, l'expérience, en ceci d'accord avec la raison, veut qu'après la cessation du traitement thermal le baigneur se trouve au milieu d'une saison qui permette à son organisme de rester le plus longtemps possible dans les conditions physiologiques si heureusement réveillées en lui. Il y a donc tout avantage à ce que les fonctions de la peau, rétablies par l'usage des eaux, puissent se maintenir au moins un certain temps après leur emploi : de là l'indication de commencer la saison assez tôt pour que son terme coïncide avec les mois les plus chauds. Ceci est vrai surtout des affections cutanées, du rhumatisme, etc. Et c'est d'après ces données que le mois de juin m'a toujours paru l'époque la plus favorable pour le traitement thermal. Il y a, du reste, à cette règle de nombreuses exceptions pouvant se déduire de la nature des maladies, des habitudes climatériques et de la résidence antérieure de certains malades, toutes causes dont l'appréciation appartient exclusivement à l'arbitrage éclairé du médecin de la famille.

CHAPITRE XII

THÉRAPEUTIQUE DES EAUX MINÉRALES.

I.

Dès qu'il aborde la thérapeutique des maladies chroniques, tout médecin, à quelque école qu'il appartienne, est obligé de faire une large place aux eaux minérales. Elles doivent, aujourd'hui qu'elles sont mieux connues, que le cercle d'action de chacune d'elles tend à se mieux tracer, occuper le premier rang parmi les divers agents pharmaceutiques ou hygiéniques dont se compose le traitement de ces affections.

L'origine des maladies chroniques réside dans un état général, diathésique ou constitutionnel, préexistant, état qui imprime à la maladie la physionomie spéciale à la diathèse elle-même. D'autres maladies chroniques ont leur point de départ dans une affection locale, sous l'influence de laquelle on verra, à la longue, une perturbation constitutionnelle survenir et dominer la scène.

Aussi, quand on se trouve en face d'une maladie chronique, — et près des eaux minérales nous ne les voyons jamais à leur début, — il est plus essentiel de se préoccuper de l'état général que de la lésion locale. Et si la médication thermale a une action plus énergique, plus favorable contre tant de cas chroniques, c'est qu'elle possède à un beaucoup plus haut degré que les autres moyens thérapeutiques dont nous disposons le caractère d'une médication générale; tandis que la thérapeutique ordinaire n'a le plus souvent à leur opposer qu'une influence locale, circonscrite et par là même insuffisante.

C'est donc par cette action générale, indispensable dans la cure de maladies constitutionnelles ou liées à un état diathésique, que les eaux minérales se trouvent indissolublement liées aux maladies chroniques dont elles sont l'agent thérapeutique le plus sûr, l'antidote, presque le spécifique.

Nous ne pouvons exposer ici, dans un livre consacré à l'étude spéciale d'une source, toutes les considérations que nous suggérerait la thérapeutique des eaux minérales, et en particulier la pathogénie des maladies chroniques; nous renvoyons, pour ces données, nos lecteurs aux traités spéciaux, et surtout au savant ouvrage de

M. le docteur Durand-Fardel, dont nous avons médité avec fruit, dont nous partageons entièrement les opinions, sur ces questions capitales.

II. — INDICATIONS DES EAUX MINÉRALES.

La véritable thérapeutique, celle qui découle de la médecine rationnelle, repose sur les indications; cette vérité a été tant de fois exprimée qu'il est presque superflu de la répéter. Et si les moyens, pour agir dans un cas particulier, peuvent être nombreux et différents, les indications cependant ne sauraient varier. La recherche de ces importantes questions est, pour les médecins instruits et éclairés, un des problèmes les plus intéressants de notre art. Comme le dit avec raison M. Durand-Fardel, « les indications de la médecine thermale n'ont guère été exposées que d'une manière très-incomplète encore, et à des points de vue fort restreints »; aussi nous efforcerons-nous, dans cette étude, d'établir, sous l'inspiration de notre expérience, les indications précises de la source saline et sulfureuse d'Uriage. Toutefois, avant de commencer, nous présenterons quelques considérations générales sur cette branche importante de la thérapeutique.

Personne n'ignore combien sont multipliées les sources d'indications dans le cadre nosologique. Et, comme l'a très-bien exposé le savant auteur du Traité thérapeutique des eaux minérales, les unes se déduisent du patient, de son âge, de sa constitution, de ses habitudes, de son tempérament, de l'hérédité; les autres, de la maladie, de ses causes, de son siége, de son étendue; d'autres enfin, du médicament lui-même.

Aussi peu de questions sont-elles plus complexes, plus difficiles que celles des indications, en même temps que bien peu révèlent plus ostensiblement, d'après la manière dont elles sont résolues, le cachet, soit du vrai praticien, soit du routinier médicastre.

Le caractère essentiel, spécial, des indications des eaux minérales, est, comme nous l'avons déjà fait entrevoir, d'être générales, de s'adresser à un état constitutionnel ou diathésique. C'est là leur grande spécialité, ce qui constitue leur supériorité sur les autres agents pharmacodynamiques ou hygiéniques; tandis que pour les indications naissant d'une maladie locale, nous pouvons trouver d'autres moyens aussi efficaces que les eaux minérales. Et cette action générale si importante, si précieuse, qui fait des eaux minérales un agent thérapeutique de premier ordre dans le traitement des maladies chroniques, elles la doivent sans doute à la complexité de leur constitution, à leurs nombreux agents constitutifs qui leur permettent d'agir à la fois sur la totalité et sur l'intimité des phénomènes de la nutrition; qui multiplient leurs moyens d'influence sur toutes nos fonctions, et forment des combinaisons que la chimie serait impuissante à analyser et à reproduire. Ce pouvoir curatif, elles le doivent encore aux procédés balnéaires si variés que nous avons à notre disposition dans l'administration des eaux minérales, et enfin à tous les moyens hygiéniques, exercice, vie à la campagne, distractions, qui accompagnent un séjour auprès des stations thermales.

On est habitué à tirer de l'étude du principe chimique prédominant dans une source minérale la détermination des principales indications qu'elle doit remplir. C'est là un fait vrai; mais le cercle de ses indications ne saurait ni se borner là, ni surtout se prouver ainsi. D'une part, en effet, leur activité thérapeutique, et d'autre part une partie importante de leurs indications, sont dues, non à tel ou tel élément chimique, mais à la réunion de ces éléments, à leur résultante, si je puis m'exprimer ainsi.

Il suit de ces considérations que plus une eau sera riche en principes minéralisateurs, plus grands et plus nombreux seront ses moyens d'action. Il en résultera une médication qu'on peut appeler essentiellement générale, car elle est appelée à transformer l'ensemble de l'organisme, en ce sens qu'il lui sera possible d'atteindre les phénomènes les plus intimes de la nutrition, de porter les agents de rénovation, de dépuration, de reconstitution, par l'intermédiaire de toutes les voies vasculaires, jusqu'aux parenchymes les plus importants, aux réseaux sécréteurs ou excréteurs les plus réfractaires à tout autre modificateur.

Le mode intime d'action des eaux nous échappe. Il en est de ce médicament comme de tous ceux que nous fournit la nature, et le plus souvent nous ne pouvons que constater l'action curative, sans qu'il soit possible de donner une explication satisfaisante de leur manière d'agir. L'analyse chimique a une grande valeur, sans doute; nous ne saurions et ne voudrions la méconnaître; elle permet de pressentir les cas les plus favorables à l'emploi d'une eau minérale. Toutefois, nous ne devons pas nous arrêter à tel ou tel élément pris en particulier, mais considérer l'action ultime de ses combinaisons sur l'organisme vivant, action qui constitue le véritable caractère d'une eau minérale.

Mais, je le répète, l'expérience et l'observation sont les guides les plus sûrs pour arriver à préciser le véritable *modus faciendi* des eaux minérales et le rang définitif qu'elles doivent occuper dans notre arsenal thérapeutique. Les médecins hydrologues, — je veux, ne fût-ce que par prudence, être le premier à le dire, — ont, en général, une tendance fâcheuse à s'efforcer sans cesse d'agrandir le cadre nosologique dans lequel doit se mouvoir l'action réellement médicatrice d'une source minérale. Nous savons bien qu'il est un certain nombre de maladies *flottantes,* si je puis me servir de cette expression, que chaque établissement peut (et ne s'en fait pas faute) revendiquer comme ses justiciables. Ces maladies, — et la classe en est aussi variée que nombreuse, — se retrouvent sur les confins de toute *nomenclature-prospectus* destinée à relater les affections contre lesquelles une source quelconque a été utilisée. Je sais bien qu'on peut obtenir des effets très-différents suivant le mode d'administration des eaux, suivant une foule d'autres circonstances; cependant il nous a paru préférable, au lieu d'étendre d'une manière incessante — et quelque peu laborieuse — la sphère du pouvoir thérapeutique de notre source, de rechercher avec soin les véritables indications des eaux d'Uriage, et, par suite, les cas dans lesquels on est en droit de conseiller leur intervention de préférence à d'autres sources. Nous en avons assez dit, en traitant des indications des eaux minérales en général, pour faire comprendre la marche que nous nous proposons de suivre dans cette étude.

CHAPITRE XIII

DIVERS MODES D'EMPLOI DES EAUX D'URIAGE.

I.

Ainsi que je l'ai déjà dit, c'est de 1820 que date réellement la renaissance médicale des eaux d'Uriage. Ébauchée par M. le docteur Billerey, premier inspecteur de ces thermes, c'est surtout aux travaux persévérants et au zèle scientifique de son successeur, M. le docteur Gerdy, inspecteur depuis près de trente ans, que revient le mérite d'avoir fait connaître toutes les ressources qu'on peut retirer de l'emploi judicieux de cette eau minérale. L'importante étude qu'il a consacrée à l'action physiologique et thérapeutique de ces sources, les règles qu'il a posées pour leur administration, laissent bien peu à glaner pour ses successeurs. Depuis sept ans que j'exerce à cette importante station, l'observation attentive et rigoureuse des faits m'a conduit à confirmer tous les résultats énoncés dans les travaux de cet éminent obser vateur. Je suis heureux de pouvoir joindre le faible té moignage d'une opinion entièrement consonnante à l'au torité réelle et incontestable de mon savant collègue. Plu d'une fois, dans nos promenades alpestres du début et d la fin de la saison, M. le docteur Gerdy a bien voulu m faire part, sous forme de confraternelles causeries, d récits instructifs, du résultat de sa longue expérience Qu'il accepte ici mes remercîments, à défaut d'un hom mage plus digne de son mérite et de ma gratitude. Si c modeste travail a quelque valeur, il le devra, pour sa plu grande part, aux travaux antérieurs de l'habile et conscien cieux inspecteur d'Uriage, dans lesquels je m'honor d'avoir largement puisé, dont je m'honorerais plus encor de continuer la tradition.

II. — BOISSON.

Au griffon du rocher l'eau minérale est, comme nou l'avons dit, parfaitement limpide; exposée à l'air, ell prend une teinte légèrement opaline, se trouble et blan chit rapidement par le fait de la décomposition de l'acid sulfhydrique, dont le soufre se précipite dans l'eau.

Quoiqu'elle soit, au premier abord, d'un goût pe agréable, il est d'observation parmi les buveurs qu'on s' habitue facilement; après quelques jours, ils arrivent à en boire sans répugnance aucune, et en quantité plus grande même que de l'eau ordinaire. Les effets de l'eau d'Uriage varient suivant la quantité que l'on en ingère, suivant son mode d'administration et suivant les individus, soit quant à leur idiosyncrasie native, soit quant à celle que leur imprime l'état morbide.

Prise à la dose d'un verre ou deux dans la journée, l'eau d'Uriage est apéritive; elle exerce une douce stimulation sur la muqueuse digestive, excite légèrement la soif, et imprime une activité plus marquée aux propriétés vitales, et, par suite, aux fonctions de l'estomac et des intestins. A dose plus élevée, de trois à six verres, elle purge facilement; elle détermine des évacuations abondantes, sans coliques, et tellement promptes que le plus souvent deux ou trois heures suffisent pour que l'effet soit complétement produit. Aussi peut-on faire un appel réitéré à ses qualités laxatives, sans crainte de soumettre à de périlleuses épreuves les organes digestifs, ainsi qu'il en arriverait des purgatifs ordinaires.

L'action purgative de l'eau d'Uriage est très-variable; chez quelques personnes, il n'est pas besoin de plus d'un ou deux verres pour déterminer des selles copieuses et répétées. J'ai vu un malade, vigoureusement constitué, être fortement purgé chaque fois qu'il prenait un verre de cette eau. En général, cependant, il est nécessaire, pour réaliser l'effet voulu, d'en avaler cinq ou six verres, en ayant la précaution de mettre un intervalle convenable (quinze à vingt minutes environ) entre chaque dose.

Si les malades qui se rendent aux eaux sont presque toujours disposés à exagérer le traitement, nulle part, je crois, ce genre d'abus ne s'observe sur une plus grande échelle qu'à Uriage, surtout à propos des purgations. Beaucoup de malades se purgent chaque jour; d'autres ingèrent des quantités vraiment incroyables d'eau minérale, quarante, cinquante verres dans l'espace de quelques heures. Les buveurs, on le voit, sont toujours les mêmes que ceux dont parlait le docteur Nicolas. Or, l'économie humaine n'ayant pas plus changé depuis lors que l'humaine indocilité, comme il y a cinquante ans, ces doses exagérées déterminent fréquemment des accidents; il nous serait facile de grossir la liste de ceux qui ont été relatés dans le livre de M. Gerdy. Si, d'ailleurs, la purgation traditionnelle, celle qu'on renouvelle chaque matin et pendant un certain temps, ne détermine pas toujours des accidents immédiats, je n'en condamne pas moins cette pratique si on voulait l'ériger en méthode générale, et je la condamne non-seulement comme inutile, mais comme dangereuse. Ce n'est pas toujours durant le traitement même que les accidents se manifestent. Sous l'influence de l'excitation tonique opérée par les eaux et par les bains, il n'est pas rare de voir l'estomac résister à la secousse de ces purgations réitérées, et ne témoigner aucun malaise actuel; mais on observe parfois, après la cessation du traitement thermal, un état d'irritation, d'inflammation même des premières voies, état qu'il est aussi difficile de faire disparaître que de rapporter à une autre cause que celle que je signale.

Les dispositions individuelles jouent, du reste, dans la production de ce trouble fonctionnel, un rôle important; le médecin doit en tenir compte et savoir varier l'administration des eaux suivant les cas, suivant la susceptibilité des tempéraments, des organes, suivant les effets obtenus, et surtout suivant ceux qu'il veut obtenir. Chez quelques personnes, l'action purgative ne s'effectuant pas, l'eau est évacuée par les urines; on ne saurait pour cela lui attribuer des effets diurétiques spéciaux, et si, dans ces cas, la sécrétion rénale est activée, cela tient seulement à ce qu'il en a été absorbé une quantité considérable; simple effet de trop-plein, et non action élective. Cependant, dans un certain nombre de cas, nous avons constaté une action diurétique. Mais le pouvoir médicateur de l'eau d'Uriage est loin de résider exclusivement dans son action purgative; prise à dose fractionnée, elle exerce sur l'économie une toute différente et non moins salutaire influence. Dans ces conditions, elle stimule les fonctions de la vie nutritive, et réalise dans l'organisme des modifications profondes et souvent très-favorables, dues à ses propriétés altérantes et dépuratives.

Du reste, tout en l'employant ainsi chez certains malades, on peut, — et c'est là la pratique dont j'use dans nombre de cas, — dans l'intervalle, recourir à des doses purgatives, qui viennent répondre aux indications supplémentaires et compléter les résultats.

Quelle que soit d'ailleurs la méthode employée, il y a souvent utilité à ne pas conseiller l'eau minérale pure chez les personnes qui ont l'estomac irritable : s'il est indispensable d'avoir recours chez elles à la boisson, il convient de mitiger l'eau minérale soit avec du lait, soit avec une infusion émolliente, un sirop approprié ou même de l'eau ordinaire. C'est au médecin à apprécier et à indiquer dans quelles proportions ce mélange devra être fait, et surtout quand il est opportun d'y avoir recours. Notre confrère et ami M. Diday a indiqué, pour ces cas, l'opportunité de faire infuser des plantes à propriétés sédatives, diaphorétiques, tempérantes, émollientes, astringentes, etc., dans *l'eau minérale elle-même*, qu'on a préalablement chauffée, s'il le faut, au degré nécessaire pour que l'immersion dégage les principes médicateurs de ces plantes. Si, du reste, nous mentionnons cette méthode à l'occasion des eaux d'Uriage, elle ne leur est point propre : plus une eau minérale est naturellement chaude, plus elle convient à l'application de ce procédé thermo-pharmaceutique.

Revenons à Uriage; nous croyons, et nous aurions de nombreuses observations à produire à l'appui de notre opinion, que dans bon nombre de cas il est inutile de recourir à l'eau minérale prise en boisson, à n'importe quelle dose. Bien souvent, en effet, nous avons vu des malades chez lesquels l'état des voies digestives excluait l'usage de l'eau à l'intérieur, et qui cependant ont été parfaitement guéris par les bains seuls ou par l'emploi simultané des bains et des douches. Aussi, sans vouloir proscrire l'usage rationnel, médicalement ordonné et réglé des eaux en boisson, usage utile, indispensable même chez un certain nombre de baigneurs, nous ne cesserons de nous élever avec énergie contre l'abus que quelques personnes, suivant en cela une routine aveugle, persistent encore à en faire, et contre cette croyance populaire, nous devrions dire cette erreur : qu'il est impossible de guérir si l'on n'a avalé une quantité plus ou moins considérable d'eau minérale.

III. — BAINS.

De même que pour la boisson, il est impossible de prévoir sûrement, et par conséquent de dire *à priori*, quels effets seront produits par les bains sur les divers individus. Indépendamment de l'impressionnabilité si différente des baigneurs, la température, la durée du bain, l'état de l'atmosphère ambiante, les soins consécutifs, déterminent des effets variables dans le mode d'action des bains.

Les bains d'Uriage *sont toniques et fortifiants;* c'est là leur résultat habituel, caractéristique : cette action est plus prononcée, plus marquée que dans les autres stations thermales. Mais combien seront nombreuses les différences résultant de leur température.

Les bains frais, s'ils sont de peu de durée, ont une action tonique constante, et amènent surtout chez les névropathiques une sédation très-manifeste du système nerveux. Au bout d'un certain temps, variable suivant les individus, on y éprouve une sensation de froid assez désagréable, pouvant parfois déterminer une espèce de refoulement vers les organes intérieurs. L'absorption y est peu active, et si les envies d'uriner y sont fréquentes, cela tient seulement à l'absence de transpiration cutanée et à l'impression de froid ressentie par la peau.

Les bains tièdes, au contraire, favorisent l'absorption cutanée ; ils sont accompagnés d'abondantes émissions d'urine. Les bains d'Uriage à cette température (33 ou 34 degrés centigrades) déterminent chez les uns une surexcitation nerveuse plus ou moins prononcée, — mais qui se dissipe au bout de quelques jours par le fait seul de la continuation du traitement ; — chez d'autres, leur action tonique et vivifiante se manifeste par l'augmentation des forces, une activité musculaire plus grande, et un bien-être général très-appréciable.

Très-chauds, ils tendraient à débiliter ; mais ils se recommandent particulièrement comme appelant sur la surface tégumentaire une excitation parfois très-vive. La peau rougit très-fortement, et, sur les portions restées hors de l'eau, il se produit des transpirations abondantes. La circulation, la respiration, s'accélèrent ; la tête se congestionne, devient lourde, pesante, et pendant le reste de la journée le malade éprouve de la céphalalgie, de la lassitude et un affaiblissement assez pénible.

Le bain chaud augmente d'une façon notable, quoique moins prononcée que dans le cas précédent, l'activité du système vasculaire, et appelle vers la peau un mouvement d'exhalation plus ou moins marqué.

Favorise-t-il, comme le croient quelques auteurs, l'absorption des principes salins ? Les diverses expériences que nous avons instituées à ce sujet ne sont pas encore assez concluantes pour que nous puissions les exposer ici [1]. Mais sans vouloir nous prononcer d'une manière formelle, nous dirons que le fait de l'absorption de quelques-uns des principes minéralisateurs de la source d'Uriage ne saurait être révoqué en doute. M. le docteur Gerdy a observé l'action purgative des bains d'Uriage chez plusieurs malades : une personne entre autres, habituellement constipée, offrait au contraire un relâchement du ventre et une sorte de dévoiement toutes les fois qu'elle prenait des bains d'eau minérale. La contre-épreuve complétait autant de fois qu'on le désirait la signification de l'épreuve, car la cessation des bains faisait aussitôt apparaître la constipation. J'ai moi-même observé plusieurs faits analogues. Chez un jeune homme d'une constitution forte, vigoureuse, et venu à Uriage pour se débarrasser de quelques manifestations syphilitico-dartreuses, l'action purgative fut très-évidente : chaque fois qu'il prenait un bain d'eau minérale pure, il se produisait trois ou quatre selles diarrhéiques; le bain à une température toute semblable, mais très-mitigé dans sa composition, ne dé-

[1] La Société d'hydrologie a, du reste, nommé une commission spéciale chargée d'étudier l'absorption des principes minéraux dans le bain. Nous attendrons qu'elle ait fait connaître son opinion pour nous prononcer sur cette importante question.

terminait rien. C'est la seule fois, du reste, où j'aie vu l'effet purgatif des bains être aussi caractérisé, aller presque jusqu'au drastique; le plus ordinairement on ne constate qu'une action simplement laxative.

Les difficultés de démontrer directement l'absorption dans le bain médicamenteux sont immenses; les résultats contradictoires auxquels sont jusqu'ici arrivés les expérimentateurs les plus compétents et les plus consciencieux indiquent combien la tâche est ardue et difficile. Certains principes minéralisateurs peuvent être absorbés, mais les modifications qu'ils subissent dans le torrent circulatoire les rendent ensuite insaisissables à l'analyse chimique. Les bains d'Uriage, outre les propriétés spéciales inhérentes à leur composition chimique, auront donc, par suite des différences nombreuses que peuvent offrir leur mode d'administration, leur durée, etc., des actions multiples qu'on pourra utiliser dans les maladies suivant les indications à remplir. Si prise en boisson et à petites doses l'eau minérale est peu diurétique, il n'en est pas de même après le bain. Les baigneurs constatent que non-seulement ils urinent pendant leur séjour dans l'eau beaucoup plus abondamment qu'ils ne le feraient dans un bain ordinaire, mais encore que cet effet se prolonge plusieurs heures après. L'influence des bains d'Uriage sur l'enveloppe tégumentaire est hors de toute conteste; elle se manifeste de plusieurs manières : augmentation de la transpiration cutanée, parfois même sueurs abondantes, principalement au lit; exaltation de la sensibilité, irritation inflammatoire; augmentation de la tonicité générale; et sous cette influence j'ai pu noter souvent un résultat fort avantageux que ne donnent pas toujours les méthodes thérapeutiques, au prix même des chances les plus périlleuses, je veux dire l'atténuation de la sensibilité aux variations atmosphériques.

L'usage des bains détermine en outre à la peau une chaleur persistante, des démangeaisons, l'apparition de plaques érythémateuses sur diverses parties du corps. Cette irritation cutanée est plus ou moins prompte à se produire, la durée en est très-variable; chez quelques malades des picotements surviennent sur toute l'enveloppe tégumentaire; chez certaines personnes les démangeaisons se produisent sur une partie limitée; et dans les deux cas ces manifestations peuvent apparaître sans qu'il soit possible d'apercevoir aucune trace d'une éruption cutanée quelconque. Ces phénomènes surviennent habituellement après quelques bains; ils disparaissent en général durant la continuation du traitement. D'autres fois on voit survenir diverses éruptions cutanées, plaques érythémateuses, papuleuses, vésiculeuses, furoncles, etc. Ces éruptions surviennent pendant l'usage des eaux à une époque très-variable, d'autres fois même on ne les voit arriver qu'après qu'on en a cessé l'usage.

Cette inflammation cutanée à formes diverses constitue *la poussée*. Certaines eaux sont renommées pour l'intensité ou la constance de la poussée qu'elles suscitent; c'est même à cette circonstance que quelques-unes, et des plus célèbres, doivent leur réputation. Le mouvement fluxionnaire, le raptus sanguin et nerveux qui a lieu vers la peau, est favorisé par la température du bain, par sa durée. Dans les bains très-chauds, l'absorption étant nulle, la réaction, comme nous l'avons déjà dit, se produit à la peau.

Quelle est l'importance de la poussée? A Uriage, l'usage régulier des bains produit, au bout de dix à douze jours, une irritation cutanée qui peut varier depuis la rougeur de la peau jusqu'à la sortie des éruptions diverses dont nous parlions en commençant. Cette poussée est en général salutaire, et son apparition dans les affections cutanées chroniques est un symptôme heureux. La maladie, momentanément exaspérée, tend ensuite à disparaître d'elle-même; mais je ne pense pas que dans tous les cas on doive chercher, coûte que coûte, à provoquer cette recrudescence artificielle. Chez les malades impressionnables, dont le système nerveux est facilement irritable, le médecin vraiment praticien est tenu d'agir avec plus de modération. La même réserve doit être observée à l'égard de certaines formes dartreuses qui, trop vivement irritées par une médication perturbatrice, offriraient ensuite de grandes difficultés pour leur guérison définitive. Du reste, la poussée à Uriage est toujours assez limitée dans ses effets, et on ne saurait la comparer aux poussées intenses qui s'obtiennent à Joëine après des bains de huit à dix heures par jour et d'une température élevée Je partage entièrement l'opinion de M. Gerdy, qui pense que des bains aussi prolongés dans l'eau d'Uriage, beaucoup plus active que celle de la source suisse, seraient sans avantages, mais non pas sans dangers.

La poussée, d'ailleurs, n'est pas une condition indispensable pour le succès du traitement; souvent elle manque sans que pour cela la cure s'en soit ressentie. Cette stimulation de la peau ne survient pas toujours dans les mêmes conditions; en dehors des susceptibilités individuelles qui la font varier à l'infini, la constitution médicale de la saison joue certainement un rôle important dans sa production. J'ai vu dans certaines années la poussée être plus fréquente, plus forte, sans qu'il fût possible de trouver dans les conditions atmosphériques, météorologiques, appréciables, une explication rationnelle de ce fait.

Les bains d'Uriage ont une influence très-connue et incontestable sur la menstruation. C'est un fait avéré, populaire dans le pays et dont les baigneuses sont prévenues dès leur arrivée, que les personnes qui prennent les bains d'Uriage voient leurs règles devancer de trois ou quatre jours et même davantage l'époque habituelle, et couler en général plus copieuses et plus durables.

Mais cette action s'exerce parfois aussi en sens opposé : ainsi, chez des personnes lymphatiques ou accidentellement débilitées, on constate souvent que les bains d'Uriage diminuent l'abondance morbide de la menstruation, qui était dans ces cas favorisée par la faiblesse de la constitution et souvent entretenue par l'exagération même de la fonction. L'explication de cette double action en sens inverse, paradoxale au premier abord, se déduit sans peine de la composition chimique de la source saline et sulfureuse d'Uriage. Elle est, du reste, confirmée chaque jour par l'observation des malades, et constitue l'une des indications de nos thermes les plus capitales, de se traduire pour les malades en bienfaits journaliers et immédiatement appréciables.

IV. — DOUCHES.

Tels qu'ils sont installés à Uriage, les appareils pour les douches sont, j'ose le dire, complets et répondent à toutes les indications si nombreuses et si variées que réclament les divers malades qui viennent suivre le traitement thermal.

Les douches constituent l'un des moyens les plus énergiques que l'art possède contre certaines affections. C'est un accessoire indispensable de la médication balnéaire; mais leur action est variable à l'infini, suivant qu'on les emploie générales ou locales, suivant leur température, suivant la force ou la forme du jet, etc. On comprend que nous ne pouvons ici entrer dans les détails que comporterait l'étude de chaque sorte de douches; nous exposerons seulement leurs résultats les plus généraux et les plus habituels.

Les douches chaudes, par exemple, ne sont en réalité qu'une exagération de la méthode révulsive et excitatrice. Leur action est analogue mais non identique à celle des bains très-chauds; elles opèrent surtout par leur température élevée, par la percussion et par le massage dont elles sont toujours accompagnées, sauf les cas exceptionnels prévus et réglés par les médecins.

Les propriétés chimiques de l'eau ne jouent ici qu'un rôle accessoire, et leur influence ne s'exerce que sur la surface cutanée, dont, à Uriage surtout, elle contribue à exagérer, dans le sens dérivatif, la vitalité et les sécrétions normales.

Les douches chaudes s'adressent plus particulièrement

aux fonctions d'assimilation, toutes les fois qu'on veut obtenir un effet résolutif, dans les engorgements ganglionnaires ou vasculaires du système lymphatique, dans les tumeurs blanches des articulations, les affections rhumatismales, certaines maladies de la peau, etc.

Les douches tièdes produisent une stimulation générale de l'économie tout en amenant une sédation du système nerveux. L'élément *prurit* y trouve presque à coup sûr la sédation qu'il vient si souvent, si impérieusement demander à nos thermes.

Les douches froides ont une action particulièrement tonique et fortifiante sur tout l'organisme. Elles sont prescrites de préférence dans les affections nerveuses et toutes les fois qu'il y a lieu de combattre l'atonie ou le relâchement des tissus.

Les douches écossaises, ou à température alternée, se composent d'un jet d'eau chaude et d'un jet d'eau tiède ou fraîche administrée successivement pendant un temps plus ou moins long. Par ce procédé, on obtient, d'après les températures employées, tantôt un effet simplement reconstituant, sédatif du système nerveux, tantôt des sueurs modérées qui modifient heureusement le rhumatisme chez les malades dont la susceptibilité nerveuse s'opposerait à l'emploi des douches chaudes ou du bain de vapeur.

Les douches ascendantes ont une action dérivative très-réelle. Leur puissance est d'autant plus prononcée, quand on les donne avec l'eau d'Uriage, que les principes minéralisateurs de cette eau ont une action stimulante sur la muqueuse intestinale. Elles deviennent, dans beaucoup de cas, de précieux auxiliaires pour certaines affections, et peuvent, en outre, faire disparaître des constipations opiniâtres dues souvent à un état d'atonie ou de faiblesse de l'intestin.

Nous ne parlerons point ici des douches des extrémités, de celles du visage, du pharynx, du vagin, etc.; des effets résolutifs ou dérivatifs qui ont lieu suivant la température du liquide, la force du jet, le mode de projection, etc. Les considérations qui pourraient surgir de l'examen de tous ces moyens, des résultats qu'on en obtient, nous entraîneraient trop loin. En terminant, j'insisterai cependant sur un point essentiel de la médication par les douches, fait déjà mis en lumière par M. le docteur Gerdy : c'est que, chaque fois qu'on désire imprimer une modification résolutive, il nous a toujours paru préférable, au lieu de diriger la douche seulement sur la partie malade (car on n'est jamais certain de produire une stimulation convenable et de ne pas provoquer une excitation ou une inflammation sérieuse); il nous a toujours paru préférable, disons-nous, de joindre à la douche locale une douche générale qui, dispersant sur toute la périphérie l'excitation, atténue les inconvénients de la stimulation locale sans pour cela rien enlever à son efficacité.

L'ensemble du *système*, comme disent les Anglais, devient alors participant et solidaire. Et, sans rien risquer lui-même, il préserve ainsi d'un excès d'atteinte la partie qui, seule touchée, aurait dû répondre seule, et par conséquent aurait pu répondre d'une manière compromettante pour son intégrité au stimulus thermal.

En outre des cas usuels dans lesquels on peut employer avec succès les douches faciales (cas dont nous parlerons à l'article des *Affections cutanées*), il est cependant une application que je désire sommairement indiquer ici.

Je veux parler de la douche oculaire dont MM. Chassaignac et Rieux, après des expérimentations méthodiques instituées avec succès à l'hôpital des Enfants-Trouvés, posèrent les indications et les règles. Je partage entièrement, sur ce point, l'opinion de M. le docteur Delore, qui, dans un fort intéressant rapport présenté à la Société impériale de médecine de Lyon, a attribué tout l'honneur de cette invention à nos deux savants confrères.

Quant à l'idée de la douche oculaire hydro-minérale, revendiquée également par M. le docteur Rieux, il me serait peut-être permis d'élever quelques réclamations à ce sujet. Je m'en abstiens toutefois, sachant à quel point de pareilles discussions sont inutiles pour la science et fastidieuses pour les lecteurs. Je dirai cependant, sans vouloir rien préjuger, que depuis longtemps les douches oculaires sont appliquées à Uriage. J'avouerai même que si je fus amené à les employer, le hasard seul me mit sur la voie. Ayant envoyé quelques malades à la salle de pulvérisation, je fus tout étonné de voir des affections chroniques des yeux guérir ainsi rapidement. Mon attention étant éveillée sur ce point, alors que j'ignorais si d'autres auteurs avaient préconisé une semblable pratique, je fus conduit à utiliser les douches oculaires dans certaines affections des yeux, et j'ai obtenu presque constamment des effets très-favorables.

Suivant les cas, j'envoie mes malades à la salle de pulvérisation; ou bien la douche oculaire est administrée dans le bain au moyen des appareils spéciaux qui nous servent pour les douches faciales, les douches pharyngiennes, etc.

J'ai eu occasion de les diriger un grand nombre de fois contre les ophthalmies scrofuleuses, où la double action du traitement général et du moyen local dont il s'agit a donné les meilleurs et les plus complets résultats (1).

(1) L'indication, dans ce cas, des eaux d'Uriage, indication déjà justifiée par tant de succès, le serait encore par la théorie si, comme

Enfin je dois encore dire, à l'appui de l'opinion émise par M. le docteur Delore, que, sur les conseils de notre confrère et ami M. le docteur Berne, ayant appliqué les douches oculaires au traitement de la congestion choroïdienne, j'en ai obtenu dans plusieurs cas d'excellents effets.

V. — SALLES DE RESPIRATION.

Rappeler ici en détail tous les modes d'emploi des eaux d'Uriage et l'action inhérente à chacun m'entraîne-

vient de le soutenir à la Société royale de médecine et de chirurgie de Londres (séance du 10 janvier 1865) M. Furneaux Jordan, chirurgien de l'hôpital de la Reine, à Birmingham, la maladie décrite sous le nom d'*ophthalmie scrofuleuse* n'était en réalité qu'un eczéma de la conjonctive et de la cornée. Pour défendre cette opinion, que nos propres observations tendent à confirmer, le savant clinicien anglais ne se borne pas à rappeler la coïncidence fréquente d'éruptions eczémateuses de la peau avec l'ophthalmie dite scrofuleuse. Il invoque aussi la présence de véritables vésicules, et même de petits ulcères, à la surface de la muqueuse oculaire ou sur la cornée. Il s'appuie, enfin, sur la lenteur que ces ophthalmies mettent à disparaître quand on leur applique la thérapeutique des inflammations; sur la rapidité de leur guérison, au contraire, dès que, reconnaissant leur vrai caractère, le praticien se décide à les traiter comme de véritables eczémas.

C'est principalement cette dernière partie de l'argumentation de M. Furneaux Jordan que la médication d'Uriage peut invoquer. Mais, disons-le, elle donnerait à l'explication du savant anglais plus d'appui qu'elle n'en recevrait; car elle n'a pas attendu l'avénement de cette explication pour prouver son exactitude en guérissant annuellement des centaines d'ophthalmies accompagnées de ces divers caractères.

rait forcément à des répétitions, à des doubles emplois fastidieux : aussi me suffira-t-il, aux considérations qui précèdent, d'ajouter un mot au sujet des inhalations par l'eau d'Uriage.

L'atmosphère chlorurée sulfureuse des salles de respiration m'a paru agir surtout par la présence du gaz acide sulfhydrique, et produire des phénomènes analogues à ceux qu'on observe auprès des autres sources sulfureuses. La circulation est activée; le pouls plus accéléré, plus développé; la peau devient chaude, moite, et les malades, au début, éprouvent une légère dyspnée et un peu de toux.

Mais dans les affections catarrhales chroniques, dans les engorgements pulmonaires, on voit, sous l'influence des émanations sulfureuses continuées, cette première période d'excitation des organes pulmonaires être suivie d'une tendance marquée à la résolution. Ainsi, pour ne citer qu'un seul phénomène, l'expectoration devient plus facile, diminue, et finit par disparaître complétement.

Les guérisons qu'on obtient souvent ainsi dans les inflammations chroniques simples des voies respiratoires ne sont pas dues uniquement à la fréquentation des salles de respiration; nous faisons concourir presque toujours en même temps les bains ou d'autres procédés balnéaires qui aident puissamment au résultat. Nous ne parlons pas ici de la phthisie pulmonaire; il en sera spécialement question dans un des chapitres suivants.

VI. — APPLICATIONS LOCALES.

Cette eau minérale est encore fréquemment employée en applications locales ; c'est même là, dans bon nombre de cas, le meilleur moyen pour combattre certaines lésions locales et pour apaiser l'irritation et la démangeaison qui accompagnent si souvent les affections eczémateuses. Le soulagement et l'amélioration que déterminent les lotions ou les applications de compresses imbibées de cette eau n'ont rien qui puisse étonner, si l'on se rappelle, comme le remarque très-judicieusement M. le docteur Devergie, que les inflammations aiguës de la peau, et par suite les souffrances des malades, sont souvent aggravées par l'emploi de topiques émollients, de corps gras ou pulvérulents, tandis qu'un liquide résolutif ou astringent provoque une sédation réelle. Cette manière d'agir, si opportune dans certains cas, et qu'explique la composition chimique de notre eau, pourrait être utilisée dans la pratique particulière, et l'intervention de notre source sulfureuse et saline serait, comme moyen local, un puissant et énergique auxiliaire à un traitement général, un modificateur précieux, en un mot, pour faire cesser ou pour calmer des symptômes dont la persistance constitue par elle-même un état morbide, ou devient une complication fâcheuse.

Cette eau pourrait encore être utilisée avec succès en gargarismes, irrigations, fomentations, injections, etc..., dans une foule de circonstances où le médecin trouverait dans ses propriétés toniques et résolutives un adjuvant précieux et d'une efficacité reconnue.

Ce que nous venons de dire de l'emploi local des eaux d'Uriage nous amène naturellement à entrer dans quelques détails sur les services qu'on pourrait en retirer loin de l'établissement.

Cette eau peut être facilement transportée au loin sans subir d'altération, pourvu que l'on prenne toutes les précautions convenables (ce sont les mêmes, d'ailleurs, que pour toutes les eaux sulfureuses). Or nous croyons que l'eau d'Uriage ainsi conservée serait appelée à rendre les plus grands services dans les cas dont nous venons de parler, c'est-à-dire en applications topiques dans les dartres humides, en lotions et douches oculaires dans les ophthalmies chroniques, surtout celles de nature scrofuleuse, en injections contre des leucorrhées rebelles ou des écoulements du conduit auditif chez les enfants scrofuleux, en gargarismes contre des pharyngites ou laryngites chroniques, spécialement dans les cas où l'on reconnaîtrait à ces affections une origine ou quelque complication herpétique; dans d'autres cas encore qu'il serait inutile de signaler ici nommément, mais qu'il serait facile d'indiquer en se rappelant la composition de notre source.

Persuadé des excellents effets qu'on pourrait en obtenir dans les conditions dont nous parlons, nous émettons le vœu que des essais dans ce sens soient tentés dans les établissements hospitaliers de Lyon, où la constitution des habitants fournit tant d'occasions opportunes d'appliquer ces eaux aux indications que nous venons de passer en revue. Le propriétaire actuel des thermes d'Uriage, nous le savons, offrirait avec empressement toute l'eau nécessaire pour poursuivre des applications cliniques qui, une fois justifiées par les résultats que nous avons tout lieu d'espérer, seraient le complément rationnel des ressources que l'administration des hôpitaux de Lyon met si généreusement à la disposition des malheureux.

CHAPITRE XIV

DURÉE DU TRAITEMENT THERMAL.

Cette question, dont la solution intéresse au plus haut point la pratique de la médecine thermale, a déjà été traitée dans un mémoire que j'ai présenté en 1861 à la Société d'hydrologie. J'ai mis à profit le temps écoulé depuis cette époque, et l'observation ultérieure, je dois le dire, a pleinement confirmé les conclusions que je formulais alors. C'est un préjugé encore aujourd'hui très-répandu que de croire qu'on peut préciser la mesure d'un traitement à l'avance, et indifféremment pour toutes les sources, quel que soit le cas morbide ou l'idiosyncrasie dont il s'agit, de quelque manière, enfin, que le patient doive tolérer ou non la médication thermale. C'est cette prescription arbitraire, dont le terme, à en croire certains préjugés, serait invariable, fatal, cette prescription qu'il suffit de signaler aux praticiens pour leur rappeler l'écueil puéril et pourtant le plus sérieux avec lequel ait à compter la médecine thermale. Cette *saison*, en un mot, est, on le sait, représentée pour bon nombre de baigneurs par une période de vingt et un jours fixes, espace de temps sacramentel. Tel est l'usage, que rien ne saurait justifier, auquel il est aussi impossible de trouver une origine qu'un prétexte, si ce n'est une de ces traditions dont la naissance doit toujours se perdre dans la nuit des temps. Je ne voudrais pas que mes paroles fussent prises dans le sens d'une critique contre certains établissements où cette manière d'agir peut exister. Il est possible, en effet, qu'elle y réponde soit à la nature des eaux, soit aux conséquences que celles-ci produisent. Mais je m'élève contre cette fâcheuse tendance des malades de croire que, partout et toujours, le temps qu'ils doivent passer aux eaux sera de vingt et un jours, ni plus, ni moins, et que, ce terme arrivé, si la guérison est en retard, ils n'ont plus rien à espérer de la médication thermale.

Nous repoussons énergiquement, à Uriage, ces saisons inflexibles que la thérapeutique rationnelle des maladies chroniques condamne encore plus sévèrement que nous. Et comment serait-il permis de fixer d'avance le séjour d'un malade auprès d'une station thermale, quand tant de causes peuvent le faire varier : l'âge, le sexe, le tempérament; l'état plus ou moins réfractaire du mal, plus ou moins impressionnable du sujet; l'action plus ou moins prompte, plus ou moins énergique des eaux sur certains individus, etc.! Voilà tout autant de motifs sérieux pour démontrer qu'une formule exclusive, à aussi brève échéance d'ailleurs, ne saurait être applicable dans la durée d'une cure hydro-minérale.

Auprès de nos thermes, du reste, nous avons à lutter contre des maladies essentiellement chroniques, essentiellement rebelles, ayant de par leur nature même une tendance constante à la récidive; et si dans les dermatoses invétérées, par exemple, nous obtenons souvent des guérisons inespérées, vainement demandées à d'autres médications, à d'autres sources, nous ne le devons qu'à l'action longtemps continuée des eaux.

Ce que nous disons ici des affections cutanées, nous pourrions le répéter avec autant de raison de la scrofule et de ses manifestations multiples, ainsi que d'une foule d'autres maladies constitutionnelles où il est indispensable d'employer des traitements prolongés, si on veut non-seulement guérir, mais s'opposer à des récidives.

Tous les médecins qui ont pratiqué à Uriage, et en particulier mes savants et distingués collègues MM. les docteurs Gerdy et Le Bret, ont, avant moi, signalé tous les avantages qu'on peut retirer de cette méthode et les résultats qu'on doit en attendre, toutes les fois qu'il s'agira de modifier une constitution viciée ou de faire disparaître des dispositions morbides héréditaires ou depuis longtemps acquises.

Concluons donc : 1° que la durée du traitement variera d'après les règles dont nous venons de rappeler très-brièvement les points les plus essentiels ; 2° qu'elle ne devra jamais être subordonnée aux caprices ou soi-disant convenances des malades, encore moins à l'absurde formule que la mode s'est plu à édicter identique pour tous les malades, pour toutes les maladies et pour toutes les eaux.

CHAPITRE XV

DES INDICATIONS ET DES CONTRE-INDICATIONS DE L'EMPLOI DES EAUX D'URIAGE.

I. — INDICATIONS.

Bien qu'il y ait un certain nombre de maladies chroniques qu'on rencontre dans tous les établissements balnéaires, il serait souverainement injuste de rendre responsables de cette confusion les médecins exerçant auprès des diverses stations thermales. Pour aucun d'entre eux il n'est indifférent d'employer une eau minérale plutôt qu'une autre. Mais cette contradiction, que les gens du monde signalent avec un empressement sarcastique, n'a rien qui puisse embarrasser. Elle s'explique de la façon la plus rationnelle et la plus vraie, par ce fait que ce n'est pas dans la forme locale ou l'appellation nominale de la maladie, mais dans l'état général diathésique ou constitutionnel du malade qu'on doit rechercher les véritables indications ou contre-indications.

Tout le monde est d'accord sur l'influence que la température, que le mode d'administration des eaux, exercent sur leurs effets soit physiologiques, soit médicateurs. C'est en grande partie à ces conditions extrinsèques que des eaux peu minéralisées doivent la juste renommée qu'elles possèdent. Mais il est hors de doute aussi qu'une source abondamment dotée de principes minéralisateurs actifs aura des vertus qu'on demandera en vain à des sources relativement moins riches. Ces dernières devront donc leur être préférées dans certains cas particuliers.

Ainsi l'eau saline et sulfureuse d'Uriage, qui agit sur l'économie tout entière en rendant aux organes une partie de leur énergie, en activant les fonctions naturelles des surfaces sécrétoires, en modifiant les diverses sécrétions morbides, sera conseillée dans les affections lymphatiques et scrofuleuses et dans toutes les formes morbides pouvant se développer sous l'influence du vice scrofuleux, telles que scrofulides de la peau, engorgements glandulaires, arthrites chroniques, etc.

Les indications des bains d'Uriage ressortent formelles, pressantes à tous les degrés du lymphatisme et de la scrofule, et particulièrement contre ces affections tégumentaires qui ne sont que les manifestations secondaires des altérations du système absorbant. Mais le séjour à Uriage est, par-dessus tout, favorable aux enfants : l'influence salutaire des eaux, l'air vif et pur des montagnes, imprégné d'émanations résineuses naturelles, en font pour les affections asthéniques, anémiques, lymphatiques du jeune âge, un moyen aussi puissant, aussi héroïque que les bains de mer. Ici l'excitation sera même moins à redouter. Aussi voyons-nous affluer auprès de nos thermes bon nombre d'enfants venus des plages de la mer, qui, n'ayant pu supporter l'impression surexcitante de cet agent, retirent les meilleurs effets de l'action plus facile à graduer de nos sources salines et sulfureuses.

Les eaux d'Uriage n'ont-elles pas la plus grande analogie avec l'eau de la mer? Et n'est-il pas jusqu'à un certain point permis de les considérer comme des bains de mer sulfureux? L'expérience, du moins, l'expérience la plus heureuse et la plus ancienne, donne à cette analogie un haut degré de vraisemblance.

Les influences hydro-thermales de notre source sont appropriées, nous l'avons dit, à toutes les personnes naturellement faibles ou dont la constitution a été momentanément altérée par un motif quelconque, telles que les femmes du monde épuisées par les veilles, celles que des grossesses répétées ou des allaitements prolongés ont débilitées; à tous les sujets, enfin, dont les forces sont éteintes, la nutrition alanguie, les ressources de l'innervation compromises.

Mais cette propriété tonique et fortifiante aura des résultats encore plus manifestement satisfaisants chez les enfants étiolés, anémiés, affaiblis par une croissance trop rapide, par le séjour dans les grandes villes, par une alimentation insuffisante, causes génératrices, en puissance ou en action, de tant de dégénérescences hideuses ou mortelles.

Combien n'en voit-on pas, aujourd'hui surtout, de ces enfants aux chairs molles et bouffies, au teint appétissant, dont la peau blanche et rosée semble un emblème de santé florissante, et chez lesquels un œil médical constate presque toujours ce gonflement caractéristique de la lèvre supérieure, ces nodosités ganglionnaires dans les régions cervicales, ces jetées eczémateuses ou impétigineuses autour du nez et des oreilles, souvent même cet écoulement fétide par les fosses nasales ou le conduit auditif, présage des imminences morbides les plus graves! D'autres ont le teint pâle et verdâtre, les muscles atrophiés, les paupières rouges et tuméfiées, des engorgements ganglionnaires. Tout ce cortége de symptômes forme le premier degré de la scrofule, de la scrofule bénigne, car ce n'est encore, si on le veut, que du lymphatisme.

C'est contre cet état, aussi bien connu des médecins

que redouté des mères, c'est contre cette première étape vers une intoxication constitutionnelle, que les eaux d'Uriage offrent les ressources les plus victorieuses ; c'est là une de leurs meilleures indications.

Cette prédisposition de l'enfance devient souvent dans l'avenir le point de départ d'affections sérieuses, de maladies tellement graves qu'elles défient toute la puissance de l'art.

L'action multiple des sources d'Uriage combat très-favorablement ce lymphatisme exagéré, en produisant des modifications profondes dans le mode de vitalité et dans le processus nutritif tout entier. Une de leurs plus précieuses conséquences dans ce cas tient à l'activité nouvelle qu'elles impriment aux fonctions cutanées ; l'appareil tégumentaire, offrant dès lors plus de résistance aux vicissitudes atmosphériques, devient un agent de salut au lieu d'une porte ouverte à la maladie.

Les eaux d'Uriage ont un pouvoir tout spécial contre la scrofule des membranes muqueuses, contre celle de la peau et du tissu cellulaire, puisque chaque jour nous voyons le traitement thermal favoriser la cicatrisation des ulcères, des foyers purulents ou des trajets fistuleux, hâter la résolution des engorgements ganglionnaires ; mais elles ont aussi une action des plus favorables et souvent très-remarquable dans la scrofule du système osseux et des articulations. Dans certaines altérations graves, profondes des os, elles constituent un des moyens les plus énergiques, les plus efficaces qu'on puisse leur opposer. J'en citerai plus tard des exemples qui viendront pleinement confirmer l'exactitude de mes assertions.

Notons cependant que, dans des circonstances rares, il est vrai, certains engorgements du cou ou des aisselles opposent parfois la plus grande résistance au traitement thermal, comme d'ailleurs à tous les autres moyens.

Elles ont encore et surtout une vertu curative éprouvée dans les affections chroniques de la peau; c'est aux remarquables succès obtenus dans cette classe de maladies qu'elles ont dû leur première notoriété, qu'elles doivent la meilleure part de leur célébrité européenne : aussi pourrons-nous les employer avec avantage contre toutes les inflammations chroniques de l'enveloppe tégumentaire, où, pour en favoriser la guérison, il est nécessaire de les rappeler momentanément à l'état aigu.

Et si nous les conseillons dans toutes les maladies de la peau où elles ont souvent donné des résultats inespérés, c'est que ces affections ne sont le plus souvent que le reflet d'un état diathésique ou constitutionnel contre lequel l'eau d'Uriage convient parfaitement, ses propriétés topiques modifiant, comme par une action élective, les productions morbides et les altérations tégumentaires.

Il ne faudrait pas cependant conclure des effets si généralement favorables de nos eaux dans les dermatoses, que leur action s'exerce de la même manière et avec la même efficacité pour tout ce groupe nosologique; cette opinion est bien loin de ma pensée.

Sans vouloir entrer dès à présent dans l'étude du *modus agendi* des eaux d'Uriage dans les maladies de la peau, je dois dire cependant que, de toutes les altérations de cette membrane, celles qui seront le plus heureusement modifiées, ce seront les dartres humides, les affections eczémateuses, les jetées impétigineuses, etc., affections, d'ailleurs, qui sont le plus souvent liées à un tempérament lymphatique.

Quant aux dartres sèches (psoriasis, pityriasis, etc.), si elles ne guérissent pas aussi facilement ni aussi rapidement que celles dont nous venons de parler, elles trouveront encore à Uriage une guérison ou une amélioration notable. En résumé, il n'est douteux pour personne que les maladies cutanées sont diversement modifiées par le traitement thermal d'Uriage, et que certaines formes dartreuses, certaines lésions tégumentaires se guérissent plus ou moins vite, plus ou moins radicalement, suivant une foule de causes que je me réserve d'énumérer plus tard : aussi m'abstiendrai-je d'entrer en ce moment dans aucun détail à ce sujet.

S'agit-il de combattre la diathèse syphilitique ou de concourir à l'atténuation de certaines manifestations ou altérations se produisant dans nos organes sous cette intoxication de l'économie, c'est encore à Uriage qu'on devra s'adresser; non pas certes que nous considérions cette eau comme agissant sur la diathèse d'une manière spécifique, mais comme aidant à l'action de remèdes spéciaux. Nous aurions à examiner si certaines eaux ont, comme on l'a avancé, la propriété remarquable d'appeler au dehors le virus syphilitique profondément caché dans nos tissus, et dans quelle mesure on peut espérer de démasquer ce principe générateur de tant d'accidents; nous aurions à indiquer jusqu'à quel point, pendant le traitement thermal, le mercure, neutralisé, dit-on, dans ses effets nuisibles, pourra être administré sans danger et à doses plus élevées; nous aurions, enfin, à rechercher s'il fait disparaître les lésions que l'usage de ce spécifique héroïque a pu engendrer dans l'organisme.

Mais ces questions ont une trop sérieuse importance pour qu'il nous soit permis de les traiter incidemment ici. Nous nous proposons d'y revenir longuement dans la seconde partie de cet ouvrage, où nous exposerons l'action de l'eau d'Uriage dans les diverses maladies.

Notons toutefois, dès à présent, que l'action combinée des moyens spécifiques et de la médication hydro-minérale par l'eau d'Uriage donne, dans bon nombre de cas, les meilleurs et les plus complets résultats.

Y a-t-il lieu de combattre certaines irritations internes dans lesquelles il faut imprimer une forte et énergique révulsion à la peau, c'est encore à ses propriétés stimulantes que nous ferons appel.

Si c'est un effet fondant et résolutif que l'on veut atteindre, tel que certains engorgements abdominaux, ganglions mésentériques, kystes de l'ovaire, certaines hypertrophies de la rate consécutives à des fièvres paludéennes répétées, et dans lequel on n'a pas à craindre le réveil d'un travail pathologique actif, c'est à nos thermes qu'on pourra s'adresser. L'eau d'Uriage, dans ces cas, agira en imprimant aux organes une stimulation et une impulsion qui les rendent plus aptes à subir les modifications propices que l'hygiène s'applique ensuite à réunir autour d'eux.

Mais à côté de cette action excitante qui vient, si je puis le dire, ranimer la vie éteinte, altérée dans ses sources, en provoquant, chez les jeunes enfants surtout, ces changements qui les transforment au physique et au moral, les eaux d'Uriage produisent des effets sédatifs. Ces deux sortes d'effets contradictoires en apparence, évidemment dus à la nature mixte de la source d'Uriage, et dont l'analyse chimique permettait déjà de pressentir les actions multiples, s'observent dans les affections nerveuses et dans les maladies du système circulatoire. Les bains de cette source, administrés à une température convenable, amènent toujours un ralentissement marqué dans les battements artériels. Ce phénomène curieux, mais très-réel, de sédation, se manifeste aussi à l'état physiologique : après une série de bains pris dans l'eau d'Uriage à 32 et 33 degrés centigrades, j'ai constamment vu tomber le pouls de huit à dix pulsations. L'état pathologique, le fond même de la maladie joue ici un rôle important, et l'on comprend, par exemple, que chez les personnes débilitées cette influence sédative sera due alors à l'action tonique des eaux sur l'économie tout entière.

Les eaux d'Uriage trouveront encore une très-opportune appropriation soit dans les maladies utérines, soit dans l'anémie qui leur est si souvent consécutive. Il m'a été démontré bien des fois que certaines diathèses sont non-seulement pour beaucoup dans la prolongation indéfinie des affections de la matrice, mais que des altérations données du col, telles qu'érosions, exulcérations, granulations, etc., doivent être considérées comme des manifestations, des jetées d'un vice dartreux ou scrofuleux. Bien souvent nous avons vu des cas de cette nature, qui avaient résisté aux médications générales ou topiques les mieux entendues, disparaître promptement, sans qu'il fût nécessaire d'avoir recours à des modificateurs locaux, et cela sous l'influence exclusive d'un traitement thermal qui s'adressait à l'état dyscrasique, constitutionnel, sous l'empire duquel s'étaient produits les désordres anatomiques.

Cette action tonique et fortifiante dont nous invoquons si souvent l'influence salutaire n'est pas limitée, en tant qu'indications, à un nombre d'états morbides inscrits comme individualités distinctes dans les cadres nosologiques. C'est à elle, nous pouvons le dire d'après notre expérience, que bon nombre de femmes ont dû de se relever de cette anémie qui succède fréquemment aux symptômes utérins dont des couches répétées sont le point de départ le plus fréquent, et de voir disparaître cet état d'atonie et de relâchement que l'on observe chez les femmes des villes et qui s'accompagne presque toujours d'écoulements leucorrhéiques abondants. C'est en remédiant à ces désordres, en faisant disparaître ces causes qui occasionnent si souvent la stérilité, que l'eau d'Uriage a pu justement être considérée comme un remède contre cet état, non que cette eau possède une vertu prolifique quelconque, mais uniquement parce que dans des cas bien déterminés, bien précis, elle peut faire disparaître les altérations dynamiques ou organiques qui s'opposaient à la fécondation.

On trouvera encore dans nos thermes de quoi répondre à l'indication si générale qui consiste à opérer une dérivation douce et lente sur l'intestin, à provoquer un effet évacuant; on leur donnera surtout la préférence s'il s'agit de sujets lymphatiques, scrofuleux ou dartreux.

Elles doivent, enfin, à la stimulation spéciale qu'elles exercent sur les fonctions de la peau, cette action révulsive si précieuse, si efficace, à laquelle on doit avoir recours chaque fois qu'il s'agit de combattre des rhumatismes chroniques, des altérations fonctionnelles de la vie végétative ou organique.

Et si ce que nous dirons plus tard du tempérament sanguin tend à démontrer que les individus pléthoriques se trouveront mieux, pour combattre leurs rhumatismes, d'eaux minérales peu minéralisées et ayant en conséquence une action tonique ou stimulante peu prononcée, il s'ensuit au contraire que les personnes rhumatisantes ayant un tempérament lymphatique ou une constitution affaiblie ou appauvrie par des causes diverses, se trouveront très-bien des propriétés toniques et fortifiantes de nos sources. Nous avons pu constater et apprécier bien des fois déjà ces résultats favorables.

Mais, en dehors de tous ces bienfaits dont l'observation nous a démontré l'incontestable réalité, dont l'analyse qualitative et quantitative rend d'ailleurs si bien compte, n'existe-t-il pas une autre action plus intime sous l'empire de laquelle les malades voient disparaître leur mal sans secousse? Très-souvent le seul effet appréciable d'une saison passée à Uriage est l'amélioration graduelle et la disparition de phénomènes morbides dont ils étaient atteints. Dans ces cas, qu'il prévoit avec confiance, qu'il enregistre avec bonheur, le médecin ne devra pas chercher à produire une stimulation trop grande, et si la chose est possible, le mieux sera de laisser la guérison s'opérer graduellement, sans secousse et sans perturbation. Dans certains états diathésiques, nous nous sommes adressés avec succès à cette action altérante lente, presque spécifique de l'eau minérale, et nous n'avons pas eu à nous en repentir.

L'eau d'Uriage conviendra donc dans tous les cas où les eaux sulfureuses sont indiquées; mais souvent son action sera suivie de résultats plus durables que celle des autres thermes, et cela en raison des sels qui figurent dans sa composition. Elle sera aussi utilisée avec succès dans les mêmes circonstances que les eaux salines, et, grâce à la présence de ses principes sulfureux, elle ne produira pas cette débilitation, cette hyposthénie consécutive à des purgations répétées par les eaux salines purgatives, accidents que l'on voit souvent survenir chez les individus lymphatiques ou affaiblis.

II. — CONTRE-INDICATIONS.

Aucune eau minérale, quelle que soit son efficacité, ne saurait être considérée comme une panacée universelle : aussi est-il du devoir du médecin, et justement du médecin qui la connaît le mieux, non-seulement d'énumérer les maladies qu'elle guérit ou améliore, mais encore de faire connaître ses contre-indications en désignant les cas dans lesquels il y aurait perte de temps ou danger à l'employer.

Il en est, d'ailleurs, des eaux minérales comme de tout médicament actif : le meilleur, on le sait, dans certains cas, est utile, indifférent ou nuisible.

Aussi croyons-nous superflu de répéter, à propos d'Uriage, que le traitement thermal ne convient pas aux maladies aiguës, aux dégénérescences organiques avancées, à tous les sujets entachés d'une diathèse cancéreuse ou tuberculeuse arrivée à ses périodes ultimes.

Mais, en dehors de ces maladies qui excluent l'usage de toutes les eaux minérales, il est des circonstances particulières pouvant encore s'opposer à l'emploi des eaux d'Uriage en particulier, ou nécessitant certaines précautions dans leur mode d'administration. Les signaler expressément ici est un devoir de ma charge; c'est même celui qu'un médecin consciencieux doit être le plus jaloux de remplir.

Chez les personnes à tempérament sanguin, pléthorique, prédisposées aux accidents dus à l'exagération même de leur constitution, tels qu'une tendance aux congestions cérébrales ou pulmonaires, aux inflammations aiguës, aux fluxions actives, il est nécessaire d'employer les eaux d'Uriage avec précaution, et de surveiller attentivement leur action pendant toute la durée du traitement. On peut cependant obtenir, dans les cas dont nous parlons, de bons résultats; mais il est parfois nécessaire de recourir à des émissions sanguines préalables, ou à d'autres moyens qui peuvent tempérer l'action des eaux tout en lui laissant son influence spéciale. Les résultats favorables seront en général moins aisément obtenus, moins complets chez les sujets pléthoriques et prédisposés aux inflammations, que chez les malades doués d'un autre tempérament. Mais en mitigeant le traitement, en usant des précautions dont nous venons de parler, on arrivera à adapter la médication thermale à toutes les conditions de tempérament.

S'il est vrai qu'un des avantages incontestables de l'eau

d'Uriage consiste dans la stimulation qu'elle imprime aux organes digestifs, aux fonctions de la nutrition, il est certain qu'on devra s'en tenir aux bains seulement, et proscrire l'usage de l'eau en boisson, si l'on se trouve en présence de symptômes habituels ou accidentels d'irritation ou d'inflammation ayant leur siége dans l'estomac ou dans le tube intestinal. Si ces organes sont sous l'empire d'un état phlogistique, on devra provisoirement, quelquefois, mais d'une manière absolue, renoncer à l'usage interne des eaux.

Les affections du cœur et des gros vaisseaux, celles surtout dans lesquelles il y a lieu de craindre une stimulation trop directe du système circulatoire, s'opposent en général à l'emploi des eaux d'Uriage. Cependant, certaines altérations cardiaques, de nature rhumatismale, ont été heureusement modifiées par ce traitement. L'élément causal se prête ici à une modification si directe, si favorable, qu'il a pour ainsi dire le temps d'être neutralisé avant que la secousse imprimée à l'appareil qu'il avait atteint ait pu devenir compromettante pour la santé générale.

La phthisie pulmonaire, surtout à certaines périodes, se trouverait aggravée par l'excitation du traitement thermal; si l'on y a recours, ce devra être avec la plus grande réserve et seulement quand il n'y aura pas lieu de craindre une réaction inflammatoire trop vive.

On devra également interdire l'approche d'Uriage aux individus ayant eu des accidents apoplectiques récents, surtout à ceux qui ont encore actuellement des signes de congestion cérébrale pouvant faire appréhender de nouveaux raptus vers cet organe.

Chez les malades restés hémiplégiques à la suite d'un épanchement cérébral dont la date est déjà éloignée, la purgation hydro-minérale peut produire une dérivation des plus salutaires. Les douches sont également indiquées dans ces cas : nous en avons obtenu souvent des effets très-avantageux; mais il peut résulter de cet agent inconsidérément administré une réaction fâcheuse du côté du cerveau. Nous ne saurions donc trop recommander, notamment à cette classe de malades, de ne pas s'aventurer sans guides, et de n'user des eaux qu'avec la plus extrême réserve.

Enfin, il est des circonstances individuelles, temporaires, difficiles à prévoir, pouvant encore s'opposer à l'emploi de nos eaux, ou réclamant surtout impérieusement des précautions dans leur emploi. C'est à la prudence des médecins traitants de les connaître, de les apprécier, comme c'est aux médecins exerçant aux thermes à diriger le traitement en conséquence, à l'ajourner, ou même à le refuser absolument dans certains cas.

Nous ne terminerons pas ce chapitre des contre-indications sans faire observer, d'une manière générale, que la médication thermale par notre source doit être surveillée avec soin toutes les fois qu'on aura à l'employer chez des malades dont les organes parenchymateux seront le siége d'une altération grave. Ainsi, lorsque le foie présente une tuméfaction notable, un travail morbide de nature inflammatoire ou autre, nous ne conseillerons jamais d'essayer les eaux d'Uriage. En agissant différemment, on pourrait avoir à redouter des phénomènes d'excitation dont la production dans ce viscère ne serait pas sans danger.

CHAPITRE XVI

MÉDECINE ADJUVANTE.

De même que dans presque toutes les stations thermales, nous nous bornons le plus souvent à l'usage exclusif des eaux dans le traitement des maladies qui nous sont soumises. C'est pour essayer l'effet de la médication hydro-minérale, ne l'oublions pas, que les malades sont venus. D'ailleurs, en général, cette médication suffit, et on ne doit recourir à des moyens auxiliaires qu'en cas de nécessité. Ce sera, par exemple, pour combattre, atténuer certains phénomènes anormaux développés par l'usage des eaux; d'autres fois, pour modifier une disposition générale qui s'oppose à leur emploi; ou enfin pour aider à leur action par des moyens accessoires, tels que la cautérisation dans certaines formes de lupus, ou l'adjonction de médicaments spécifiques dans les formes invétérées, rebelles ou urgentes de la syphilis, où il y a lieu d'employer un traitement mixte qui seul peut triompher des accidents. La médecine adjuvante sera ici doublement indiquée ; car il est de règle que les préparations hydrargyriques sont mieux supportées, et partant plus efficaces, quand on les administre concurremment avec les agents de la médication sulfureuse.

Mais on n'aura recours à ces divers moyens accessoires que lorsque les eaux seront insuffisantes employées seules, et quand il y aura avantage réel à faire intervenir des agents thérapeutiques qui aideront alors à atteindre le but qu'on se propose. Je ne parle pas des modifications que le médecin aura à imprimer au traitement thermal lui-même ; on doit toujours le surveiller attentivement, et le varier ou le changer suivant les circonstances. C'est là un droit qu'on ne refuse jamais au praticien des villes, dont on le sollicite même très-souvent de faire usage. Si, aux eaux, les malades sont très-enclins à se passer de direction médicale, ce n'est point, tant s'en faut, pour les médecins eux-mêmes un motif d'abdiquer.

CHAPITRE XVII

EFFETS CONSÉCUTIFS.

Les effets consécutifs des eaux minérales ont depuis longtemps été signalés par les médecins : aussi, comme l'a très-judicieusement fait remarquer M. Patissier, « il est hors de doute, pour tous les médecins qui ont fait une étude sérieuse des sources sanitaires, que cette médication vivifiante et reconstitutive prépare plus souvent la guérison qu'elle ne la produit immédiatement ; en un mot, que *les cures consécutives* sont la règle, et que les guérisons *sur place* sont l'exception. »

Cette modification consécutive étant le résultat de l'imprégnation de l'organisme par les principes minéralisateurs contenus dans une source, il est évident qu'elle sera proportionnée au nombre et à l'activité de ses éléments. Aussi on voit souvent, sous l'influence des eaux d'Uriage, les résultats définitifs de la cure ne se manifester que plusieurs mois après l'usage des eaux. Il suit de là que le malade, quand il a fait un traitement de durée convenable, ne doit jamais se désespérer si l'amélioration n'est pas immédiate, et même, dans quelques cas, si ses incommodités habituelles semblent s'exaspérer, se faire plus vivement ressentir. L'expérience a depuis longtemps prouvé que l'action médicatrice déterminée par les eaux se continue après le traitement, et que la guérison, qui en réalité a commencé à la source, ne se complète que longtemps après, lorsqu'on est de retour dans ses foyers.

Je dirai, à ce propos, quelques mots sur une question pour laquelle nous sommes souvent consultés, celle de savoir s'il y aurait inconvénient à prendre les bains de mer après une saison à Uriage.

Ce que nous venons de dire des résultats consécutifs des eaux minérales montre que, dans notre conviction, il est en général préférable de s'abstenir, et qu'en suivant une autre voie on s'expose à perdre tous les bénéfices du traitement thermal. Quant à la question spécialement posée, remarquons que les bains d'Uriage, en augmentant les fonctions de la peau, déterminent souvent des transpirations abondantes et amènent une révulsion, une élimination salutaires par cette membrane. Cette suractivité de la surface cutanée se continue pendant un temps assez long après l'administration des eaux. L'emploi des bains de mer froids pris dans ces conditions n'exposerait-il pas alors à des répercussions, à des congestions internes, etc., en un mot, à de graves accidents, comme quelques auteurs en ont cité des exemples dignes de faire règle?

Autrefois les médecins prescrivaient souvent l'emploi successif, dans la même saison, d'eaux minérales d'une nature différente; cette pratique a même encore des partisans, surtout en Allemagne, où l'on voit des malades se promener d'une station thermale à une autre. Cette combinaison de deux ou de plusieurs traitements, soit qu'elle ait provoqué des résultats avantageux, soit qu'elle ait été nuisible, jette le médecin dans une grande incertitude, et ne peut qu'amener la confusion dans l'appréciation statistique des résultats. Je ne disconviens pas, cependant, que dans certains cas bien déterminés les bains de mer ne puissent être utiles, s'il n'y a pas de contre-indication et en mettant un intervalle suffisant, de quatre à cinq semaines environ, entre les deux traitements. Mais en dehors de ces cas spéciaux, je ne crois pas que la combinaison de ces deux traitements puisse jamais servir ni les intérêts de la science, ni ceux des malades.

CHAPITRE XVIII

HYGIÈNE DES BAIGNEURS.

I.

Les règles de conduite que doivent suivre les baigneurs sont à peu près les mêmes pour toutes les stations thermales, mais dans toutes elles sont à peu près l'objet de la même indifférence. Malgré l'importance incontestable des soins hygiéniques, il est regrettable de voir qu'ils sont le plus souvent négligés par les personnes se rendant aux eaux. Cependant les variations de température, si fréquentes dans les montagnes, sont à elles seules un avertissement énergique, et devraient engager les malades à prendre certaines précautions, au moins à se couvrir convenablement.

Quoique le climat d'Uriage soit bon, salubre, et ne présente pas un contraste très-grand entre la chaleur de la journée et celle de la soirée, les eaux ayant une action diaphorétique très-marquée, les baigneurs doivent apporter la plus grande attention à se vêtir en conséquence des alternatives hygrométriques et caloriques. La peau étant plus impressionnable, plus sensible aux influences atmosphériques pendant toute la durée de la cure, il importe, si l'on ne veut pas s'exposer à des refroidissements, de prendre ou des vêtements ou un pardessus de laine : ceci est surtout de règle pour les soirées. Ces recommandations s'adressent notamment aux rhumatisants, aux névropathiques, etc., et leur importance ne saurait être méconnue sans danger. *Les eaux ouvrent les pores*, répète partout le peuple ; soyez donc conséquents avec vous-mêmes ; songez à prémunir des atteintes nuisibles qui les menacent ces portes plus largement ouvertes aux influences morbigènes.

II. — RÉGIME.

Il ne saurait être question de formuler ici, même d'une manière approximative, les préceptes du régime alimentaire : il variera suivant la maladie et suivant les conditions individuelles. Mais si nous ne pouvons établir des règles, il nous sera au moins permis de donner quelques conseils à cet égard.

Bien des personnes, par exemple, croient qu'en prenant les eaux d'Uriage il est tout à fait inutile de s'imposer le moindre assujettissement pour l'heure, le nombre et la composition des repas. C'est une erreur : on doit toujours, lorsqu'on est aux eaux, suivre un régime alimentaire modéré et s'abstenir de toute sorte d'excès. Les spiritueux, les mets salés et épicés, seront toujours proscrits; leur usage ne serait pas sans inconvénient sur le résultat final du traitement. Il est incontestable que si une alimentation reconstituante et tonique est souvent utile, il n'en saurait être de même des mets excitants dont on voit beaucoup de baigneurs faire usage. Ces eaux provoquent ordinairement un vif appétit, surtout les premiers jours; mais nous engageons les malades à ne pas s'abandonner entièrement à cette suractivité de leur appétence gastrique; là plus qu'ailleurs une certaine sobriété, même au prix de quelques sacrifices momentanés, est toujours de rigueur.

III.

Je borne là ces considérations médicales. Je ne pourrais poursuivre, je ne pourrais entrer dans les détails ou dans les preuves, sans anticiper sur ce qui doit être, de ma part, l'objet de travaux ultérieurs. Je me propose, en effet, de publier successivement, à bref délai, une série de recherches distinctes sur les résultats des eaux d'Uriage dans les principaux groupes nosologiques où elles montrent particulièrement leur efficacité; j'entends notamment parler de la *syphilis*, des *dartres*, de la *scrofule*, etc., etc. Ce sera alors le lieu de poser les indications, de multiplier tout en les choisissant les démonstrations cliniques, d'apprendre, en un mot, à préciser quelles sortes de services la médication d'Uriage est appelée à rendre. C'est dans cet ordre d'études désintéressées, impartiales, contradictoires, qu'est, selon moi, l'avenir de l'hydrologie médicale. Je serais heureux si mes lecteurs, partageant ces convictions et me croyant assez de loyauté pour les faire triompher, voulaient bien me conserver, pour ces prochaines publications, une partie de leur bienveillance.

CHAPITRE XIX

DU MODE D'ACTION DES EAUX D'URIAGE.

L'explication du mécanisme de l'action des eaux d'Uriage est chose difficile, comme d'ailleurs on doit l'avouer pour toutes les eaux minérales et tous les médicaments. La source d'Uriage présente une action dynamique commune à la plupart des eaux minérales, augmentée ici par la richesse et l'énergie de ses principes minéralisateurs. Et s'il est jusqu'à certain point facile de comprendre et d'apprécier les influences médicatrices spéciales que ses eaux doivent aux éléments sulfureux et salins qu'elles contiennent, les résultats thérapeutiques qui sont la conséquence de leurs principes minéralisateurs, et les indications multiples et formelles qui découlent de leur nature mixte, il n'en est plus de même si nous cherchons à interpréter le mode intime d'action de notre source.

En parlant des maladies traitées à Uriage, nous exposerons l'action élective, spéciale, qu'elle doit à sa composition chimique, et qu'elle possède au même degré que tous les agents de la matière médicale. Cette action élective, incontestable, est souvent annulée, aux yeux d'observateurs incomplétement expérimentés, par une foule de causes particulières : aussi est-il assez fréquemment difficile de constater la part d'influence qu'elle a prise au succès du traitement. Mais, en d'autres circonstances, on la voit éclater avec trop d'énergie, cette influence, pour qu'on la puisse révoquer en doute. Et, dans tous les cas, la difficulté de la reconnaître n'est pas un motif suffisant pour la méconnaître.

La science pourra-t-elle jamais donner l'explication de tous les faits soumis à notre observation? Nous l'ignorons. En attendant la solution de ces problèmes, cette question est un terrain glissant sur lequel je refuse de m'aventurer; les hypothèses que, tout comme un autre, je pourrais émettre et développer, seraient, je crois, d'un intérêt assez médiocre pour mes lecteurs.

Si les propriétés spéciales que nous avons exposées, si les vertus curatives de cette eau sont dues, — nous le pensons du moins et nous aurions de bonnes raisons à fournir de cette assertion, — aux diverses substances qu'elle renferme, il est certain cependant que l'efficacité d'autres sources minérales s'explique difficilement par leur composition chimique.

Mais de ce que l'analyse de certaines eaux thermales ne peut, pour le moment du moins, justifier leurs propriétés thérapeutiques, s'ensuit-il forcément qu'on doive dès aujourd'hui se prononcer sur une question encore si controversée et hérissée de tant de difficultés? Si les eaux minérales répondent à l'électromètre d'une certaine façon, est-ce également un motif suffisant pour rejeter au second plan les explications déduites de l'analyse chimique, et en conclure immédiatement que l'action thérapeutique dont nous parlons est due à l'électricité?

Certes, la chimie, et la chimie hydrologique, ont fait, depuis quelques années, des progrès assez sensibles, assez rapides pour qu'il soit au moins téméraire de dire que nous n'avons plus rien à en attendre. Aussi, avant de proclamer bien haut et d'une manière si affirmative que toutes les eaux minérales doivent leurs vertus à l'électricité, doctrine séduisante pour les amis du merveilleux et de l'inconnu, peut-être serait-il sage de mieux connaître cette électricité à laquelle certains esprits sont disposés à attribuer la production de tous les phénomènes que notre impuissance ou l'imperfection de nos agents d'investigation ne nous permettent pas d'interpréter par une cause de nature plus accessible.

Loin de nous, toutefois, la pensée de nier que le fluide électrique puisse jouer un rôle dans la médication par les eaux minérales, et surtout dans la formation de la chaleur de quelques sources; mais nous ne saurions cependant admettre les conclusions auxquelles est arrivé M. le docteur Scoutetten dans son livre intitulé : *De l'électricité considérée comme cause principale de l'action des eaux minérales sur l'organisme.* Les expériences de notre savant confrère sont des plus intéressantes; et si, à Uriage, il ne nous a pas été donné de constater les résultats énoncés, cela sans doute n'a tenu qu'à un dérangement accidentel de son appareil. Mais même en admettant l'ensemble des faits d'expérience relatés dans l'ouvrage de M. Scoutetten, nous ne saurions accepter toutes les conclusions qu'il en tire. Outre que la composition chimique des eaux d'Uriage suffit à expliquer leur force thérapeutique sans l'intervention de l'électricité, nous pensons que de nouvelles expériences, de nouveaux faits étudiés par des hommes compétents, sont encore nécessaires pour asseoir la théorie de notre éminent confrère. Selon nous, il est douteux que l'électromètre donne jamais, pour des esprits un peu exigeants, le secret de l'action des eaux sur l'organisme.

Nous ne pouvons exposer ici toutes les données du problème que soulèvent les ingénieuses idées de M. Scoutetten, ni examiner les différentes questions s'y rattachant; qu'il nous suffise de dire que si cette théorie n'apporte pas la lumière sur ce point obscur de la médication hydro-minérale, elle appelle au moins l'attention et l'expérimentation sur un sujet omis ou négligé jusqu'à présent, et qui est en réalité de la plus haute importance.

D'ailleurs, dirons-nous en terminant, si l'électricité a une part dans les effets thérapeutiques des eaux minérales (ce que nous ne cherchons point à contester, mais ce que des observations médicales peuvent seules démontrer), cela n'empêcherait nullement que la composition chimique ne jouât, elle aussi, un rôle de premier ordre dans les propriétés thérapeutiques des sources minérales, rôle que nous pouvons reconnaître et apprécier chaque jour à Uriage.

CHAPITRE XX

SOURCE FERRUGINEUSE [1].

I.

C'est de la galerie creusée en 1845 que provient la source ferrugineuse actuellement employée. Dans cette galerie, en effet, affluent de nombreux filets d'eau ferrugineuse qui, réunis dans une conduite soigneusement aménagée et parfaitement séparée des eaux douces environnantes, forment au dehors une fontaine où les malades peuvent venir ou boire, ou chercher de l'eau pour remplir diverses indications.

II. — PROPRIÉTÉS PHYSIQUES.

Propriétés organoleptiques.

L'eau minérale ferrugineuse d'Uriage paraît très-limpide au moment même où elle jaillit de ses nombreux

[1] L'analyse de la source ferrugineuse est due, comme celle de la source sulfureuse, à M. J. Lefort.

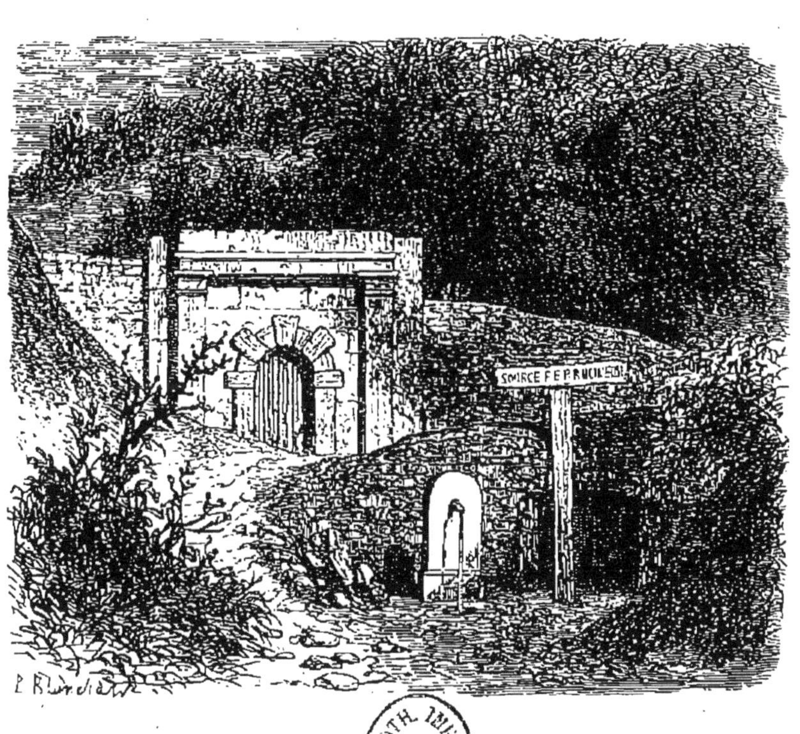

SOURCE FERRUGINEUSE.

petits griffons dispersés le long de la galerie dont nous venons de parler; mais cet état n'est que transitoire: en effet, peu de temps après avoir reçu le contact de l'air, et comme elle ne renferme pas assez de gaz carbonique ou de principes minéraux capables de la garantir de l'action de l'oxygène ambiant, elle se trouble d'une manière notable en abandonnant une grande partie de son fer. Toutes les parties du sol où elle s'écoule à l'air libre sont recouvertes d'une couche épaisse d'oxyde de fer hydraté contenant du sulfate de chaux et de la matière organique.

Sa saveur, avant son altération par l'oxygène de l'air, est légèrement fade, puis sensiblement atramentaire ou ferrugineuse; mais lorsqu'elle a été conservée pendant quelque temps en bouteille et qu'elle a laissé précipiter tout son fer, sa saveur est seulement fade, et rien ne la distingue plus d'une eau douce ordinaire; son odeur est nulle.

Température.

La température de cette eau, déterminée, le 25 octobre dernier, dans le bassin situé à l'entrée de la galerie, a été trouvée de 13 degrés centigrades. Mais on ne doit pas oublier que les nombreux griffons, alimentés directement par les eaux atmosphériques, ne peuvent avoir partout la même température, et surtout une température constante à toutes les époques de l'année.

III. — PROPRIÉTÉS CHIMIQUES.

Analyse qualitative et quantitative.

Papier de tournesol. — Essayée au robinet de la fontaine, l'eau de la source ferrugineuse rougit très-faiblement le papier bleu de tournesol, indice d'une proportion très-minime d'acide carbonique libre ou de bicarbonates.

Oxalate d'ammoniaque. — Ce réactif trouble à peine cette eau minérale par la production d'une petite quantité d'oxalate de chaux.

Nitrate acide d'argent. — Trouble et ensuite dépôt blanc peu abondant de chlorure d'argent qui se colore assez rapidement à l'air.

Acétate neutre de plomb. — Précipité blanc notable de sulfate et de carbonate de plomb.

Cyanure de potassium et de fer. — Analysée au moment où elle jaillit, l'eau ferrugineuse ne produit rien dans le premier instant; c'est seulement après quelques minutes qu'on voit le cyanure jaune y déterminer une très-légère coloration propre aux sels de fer. Cette réaction démontre que le fer se trouve dans l'eau minérale, sinon en totalité, du moins en grande partie à l'état de sel de sesquioxyde.

Teinture de noix de galle. — Solution de tannin. — Colorations brunes, peu apparentes, provenant de la présence du fer en quantité pondérable, mais seulement avec l'eau prise dans la galerie ou recueillie au robinet de la fontaine; avec l'eau transportée, ces réactifs et le cyanure jaune de potassium et de fer sont sans action.

Chlorure de baryum. — Trouble immédiat et dépôt notable de sulfate de baryte.

Ammoniaque et acides minéraux. — Réactions nulles. L'ébullition en chasse un mélange d'azote, d'oxygène et d'acide carbonique dans des proportions que nous indiquerons plus loin.

Mise en bouteille et bouchée avec soin, cette eau minérale ne tarde pas à laisser précipiter tout le fer qu'elle contient à l'état d'oxyde ferrique, mélangé d'une petite quantité de matière organique d'origine et de nature humique. Dépouillée ainsi de son fer, rien ne la distingue plus d'une eau douce ordinaire.

Nature et proportion des principes élémentaires contenus dans un litre d'eau ferrugineuse d'Uriage.

Azote à zéro et à 760mm. . .	16cc.2	
Oxygène	3 .2	
Acide carbonique libre et combiné.		0gr.0729
— chlorhydrique.		0 .0055
— sulfurique		0 .0999
Acide silicique		0 .0132
— arsénique.		indices
— nitrique		indices
Potasse.		impondérable
		0gr.1915

	0gr.1915
Soude	0gr.0120
Chaux	0 .0798
Magnésie	0 .0110
Ammoniaque	indices
Oxyde de fer (Fe O)	0gr.0102
Matière organique	indices
	0gr.3045

Tous ces nombres, convertis par le calcul en combinaisons salines anhydres, assignent à l'eau minérale ferrugineuse la composition suivante :

Composition hypothétique de l'eau de la source ferrugineuse d'Uriage (pour un litre d'eau).

Densité	1.0007		
Azote à zéro et à 760mm	16cc.3		
Oxygène	3 .2		
Acide carbonique libre	6 .5	ou	0gr.0127
Bicarbonate de chaux			0 .1015
— de fer			0 .0201
Sulfate de chaux			0 .0960
— de magnésie			0 .0585
— de potasse et d'ammoniaque			impondérable
Nitrate de chaux			impondérable
Arséniate de fer			impondérable
Chlorure de sodium			0gr.0088
Silice			0 .0132
Matière organique			indices
			0gr.3111
Poids du résidu salin à 180 degrés			0 .2420

Il suffit de jeter un coup d'œil rapide sur la composition précédente pour s'apercevoir immédiatement que cette eau emprunte ses principes minéralisateurs aux couches les plus superficielles du sol. En effet, comme toutes les eaux météoriques qui n'ont pas eu le temps de se dépouiller de leurs éléments fixes et gazeux, elle contient de l'acide nitrique et de l'ammoniaque fournis par l'atmosphère, toutes matières qui, pour le dire en passant, n'ont pas été constatées par nous dans la source sulfureuse. Du reste, le voisinage de gîtes ferrugineux vient à l'appui de notre manière de voir.

IV. — PROPRIÉTÉS THÉRAPEUTIQUES.

L'action thérapeutique des eaux ferrugineuses est parfaitement connue, et tous les praticiens savent avec quel avantage on peut les utiliser. La présence de cette source à Uriage semble providentielle, puisqu'un certain nombre de maladies justiciables de la source saline-sulfureuse le sont également, et à un haut degré, de la fontaine ferrugineuse.

De quelle utilité incontestable ne sera pas cette eau chez les enfants lymphatiques ou affaiblis, chez les personnes débilitées par un motif quelconque, dont les forces auront besoin d'être relevées ! Aussi, grâce à cette combinaison de nos deux sources, nous avons pu bien des fois réaliser les résultats les plus satisfaisants, et nous tâcherons d'en faire ressortir la haute importance dans la seconde partie de cet ouvrage, en parlant de l'action des eaux d'Uriage dans les diverses maladies.

CHAPITRE XXI

PROMENADES, COURSES ET EXCURSIONS.

Il est d'usage, dans tous les livres consacrés à l'étude des eaux minérales, de ne pas se borner à la description de l'établissement thermal, mais d'énumérer d'une manière plus ou moins poétique les lieux circonvoisins, et de présenter sous les aspects les plus attrayants les promenades auxquelles le baigneur pourra se livrer comme complément de sa cure hydro-minérale. Je demande la permission de ne pas rompre entièrement avec cette habitude; toutefois, je le déclare d'avance, mon intention n'est point de donner une description complète du pays, mais de jeter seulement un rapide coup d'œil sur les environs d'Uriage. Ce sera aux malades, que les prescriptions médicales ou les exigences du traitement ne retiendraient pas dans le voisinage immédiat de la source, à se faire eux-mêmes leur itinéraire, à se ménager le plaisir de la surprise en parcourant des sites dont la beauté, la riche végétation, l'imprévu pittoresque, feraient de notre pays, si les indigènes étaient plus soucieux de leurs véritables intérêts, un rival heureux de la Suisse. Les touristes qui prendront la peine de visiter le Dauphiné, surtout les montagnes avoisinant Uriage, seront largement récompensés de leurs peines par des excursions dont les unes, pleines de charme, versent en quelque sorte à pleines mains l'apaisement dans les esprits surmenés par les luttes sociales; dont les autres, d'un aspect grandiose et sévère, ouvrent l'âme à la contemplation et l'excitent à la poursuite de l'inconnu. Un point laisse à désirer : c'est l'hospitalité montagnarde qui seule vous attend; les auberges ne sont pas partout bien fournies : l'on n'y rencontre guère les agréments que le génie mercantile de la Suisse a jetés sur toutes les montagnes, et qui concourent pour une si large part à la réputation de cet Éden du confort.

Château d'Uriage. — La visite au château d'Uriage est toujours une des premières courses entreprises. Une route à voitures et plusieurs sentiers, allant de l'établissement au sommet de la colline où il est placé, invitent les pieds les plus délicats à franchir cet espace. L'un de ces sentiers traverse un délicieux petit vallon bien ombragé, au centre duquel se trouve la statue colossale du

Génie des Alpes due au ciseau de M. Sappey, artiste grenoblois. Cette œuvre est intéressante à un autre point de vue, car elle constitue la première application qu'on ait faite du ciment aux ouvrages de statuaire. Les Alpes sont symbolisées par un vieillard de haute taille, au front chauve, à la barbe longue, représenté assis. De la main droite il tient une espèce de sceptre au sommet duquel est perché un aigle. A ses pieds se trouvent un ours et un chamois; ce dernier pose ses pattes sur les genoux du Génie, qui le caresse de la main gauche. Sur le socle figurent tous les produits des montagnes et de la vallée de l'Isère. Cette œuvre n'est point restée à l'abri des critiques; mais l'ensemble en est saisissant.

Le château, élevé d'une centaine de mètres plus haut que l'établissement, et à 507 mètres au-dessus du niveau de la mer, domine à la fois la gorge de Sonnant et l'onduleux vallon de Vaulnaveys. Quoique sa construction soit assez irrégulière, le château n'en est pas moins d'un aspect imposant. La partie la plus ancienne est une tour datant des Sarrasins : on y a fait, à différentes époques, d'importantes additions, nécessitées sans doute par d'impérieuses exigences, mais qu'on a eu le tort d'édifier sans tenir assez de compte du style primitif. Ainsi les deux tourelles principales, qui datent du treizième siècle, sont réunies entre elles par une galerie du seizième siècle. Le propriétaire actuel a restauré le château autant qu'il était en son pouvoir, sans rien changer, d'ailleurs, à la disposition intérieure.

C'est dans une des ailes de cet édifice que se trouvent installés, avec le plus grand soin, non-seulement les précieux restes des temps passés, mais encore d'intéressantes collections que les baigneurs d'Uriage, surtout les artistes, les antiquaires et les amateurs d'histoire naturelle, vont examiner et étudier avec fruit.

Dans une pièce se trouvent les débris romains découverts à Uriage, dont nous avons déjà donné la description, et, en outre, de nombreuses antiquités égyptiennes, grecques et étrusques.

Une belle galerie de tableaux, parmi lesquels on remarque : une Déposition de la croix, de Carlo Dolci ; la Vision de saint François d'Assise, de Louis Carrache ; le Repos pendant la fuite en Égypte, de l'Albane ; Apparition de la Vierge à deux solitaires, de Paul Véronèse ; Paysage de Téniers ; un Buveur, de A. Van-Ostade ; Paysage de Paul Potter ; Portrait par Rubens ; Sainte Famille attribuée à Albert Durer, etc. ; deux peintures sur bois, de 1590, représentant la Prise de Grenoble et du fort Barraux par le connétable de Lesdiguières. Parmi des portraits de famille se voit aussi un portrait original du chevalier *sans peur et sans reproche*, peint également sur bois, et qui s'est trouvé ici, sans doute, parce que Bayard appartenait par sa mère à la famille des Alleman. Bon nombre de meubles anciens, de vieilles tapisseries de Beauvais représentant des scènes de chasse ou autres du temps de Charles IX et de François Ier, etc.

L'histoire naturelle, enfin, occupe une place importante : on y remarque les spécimens les plus beaux et les plus variés de la faune, de l'ornithologie, de la minéralogie et de la conchyliologie dauphinoises, classés avec le goût qui flatte l'amateur, et avec la méthode qui simplifie et facilite les recherches du savant.

De la terrasse du château, on jouit d'une vue merveilleuse sur la vallée de Vaulnaveys et sur les montagnes environnantes. Là rien d'abrupt, de désolé; le grandiose est partout tempéré par l'attrayant, de même que, en ces heureux climats, le roc se marie toujours à la verdure.

A quelque distance du château se trouvent les villages de Saint-Martin d'Uriage, de Saint-Nizier d'Uriage, de Pinet d'Uriage, placés dans de pittoresques et ravissantes situations, au milieu d'une nature vigoureuse, sur des pentes accidentées et bien boisées; ces hameaux, qui n'ont rien de remarquable en eux-mêmes, fournissent le but et l'occasion de charmantes promenades.

Villeneuve et la montagne des Quatre-Seigneurs.—

Villeneuve est un petit hameau situé au pied de la montagne des Quatre-Seigneurs, à une demi-heure de l'établissement des bains, et remarquable par une petite église du neuvième siècle surmontée d'un clocher roman ; à côté se trouve un de ces vieux et majestueux tilleuls que la tradition donne comme contemporains de Sully.

Après une heure et demie de marche, on arrive au sommet de la montagne des Quatre-Seigneurs, ainsi nommée parce qu'elle servait de point de jonction aux quatre seigneuries d'Uriage, de Gières, de Poisat et de Saint-Martin d'Hères. Cette montagne a la forme d'une énorme pyramide tronquée, dont le sommet, élevé de 943 mètres au-dessus du niveau de la mer, forme un plateau de plusieurs centaines de mètres d'étendue. De là on découvre le tableau le plus varié et le plus accidenté : la vallée de Graisivaudan, parcourue par les innombrables sinuosités de l'Isère ; Grenoble et son enceinte fortifiée ; toutes les ramifications des Alpes, dont quelques sommets sont couverts de neiges éternelles ; le torrent du Drac, la Romanche, etc.

Herbeys. — On peut aller à Herbeys soit en revenant des Quatre-Seigneurs, soit par un autre chemin beaucoup plus court. C'est dans ce village que se trouve le château d'Herbeys, ancienne résidence des évêques de Grenoble avant la révolution de 1789. Le dernier qui l'habita fut

Marie-Anne-Hippolyte Hay de Bouteville, évêque et prince de Grenoble, né le 5 août 1741, et qui termina volontairement son existence, le 6 octobre 1788, en se tirant un coup de pistolet dans la bouche. Ce fatal événement fut attribué aux violentes et nombreuses contrariétés qui résultèrent pour lui de ses opinions politiques. On montre encore aujourd'hui la chambre qui fut le théâtre de cette catastrophe.

Combeloup. — C'est une montagne, élevée de 534 mètres, située entre la vallée du Doménon et la gorge de Sonnant. On a de là un magnifique point de vue sur la vallée de l'Isère, principalement sur la rive droite, sur le Saint-Eynard, ce long mur de rocher, sur toutes les montagnes escarpées qui lui succèdent et qui vont se confondre avec les dernières ramifications des Alpes savoisiennes.

Le Marais. — Le Marais est une ferme appartenant à M. le comte de Saint-Ferriol, située à une heure et demie de marche à partir de l'établissement. On peut s'y rendre en passant par le village de Saint-Martin ou en gravissant directement la montagne, le long du ravin qui vient aboutir près de la source ferrugineuse. Cette ferme tire son nom d'un marais sur lequel elle est bâtie et qui s'est transformé en une verdoyante prairie, encore marécageuse en quelques points, recouverte au mois de juin de fleurs aux plus riches couleurs et aux pénétrantes senteurs, telles que le narcisse des prés, les orchis aux nuances si variées, les renoncules, les gentianes, etc. Le touriste trouvera, dans la ferme, des œufs, du fromage, du laitage, etc., de quoi composer, en un mot, un déjeuner champêtre exquis, s'il n'est pas d'humeur trop exigeante. Ce plateau, situé à 1117 mètres d'élévation, est entouré de toutes parts de forêts de sapins aux arbres séculaires, qui lui forment une verte et majestueuse bordure.

Prémol, de *Pratum molle*. — A deux heures de l'établissement, au-dessus du village de Vaulnaveys, se trouvent, au milieu d'immenses bois de sapins, les ruines de l'abbaye de Prémol. Le chemin qui y conduit peut être facilement parcouru soit pédestrement, soit à mulet; tracé sur le flanc de la montagne orientale, parfaitement ombragé par de magnifiques noyers ou de vieux châtaigniers, il traverse, avant d'atteindre le but, les habitations pittoresquement éparses des hameaux de Saint-Georges et de Belmont.

Prémol était un monastère de filles de l'ordre des Chartreux, fondé, en 1234, par Béatrix de Montferrat, épouse du dauphin Guigues André, sous Jancelin, dixième général des Chartreux : il fut brûlé pendant la révolution.

Il ne reste plus aujourd'hui de l'édifice que quelques

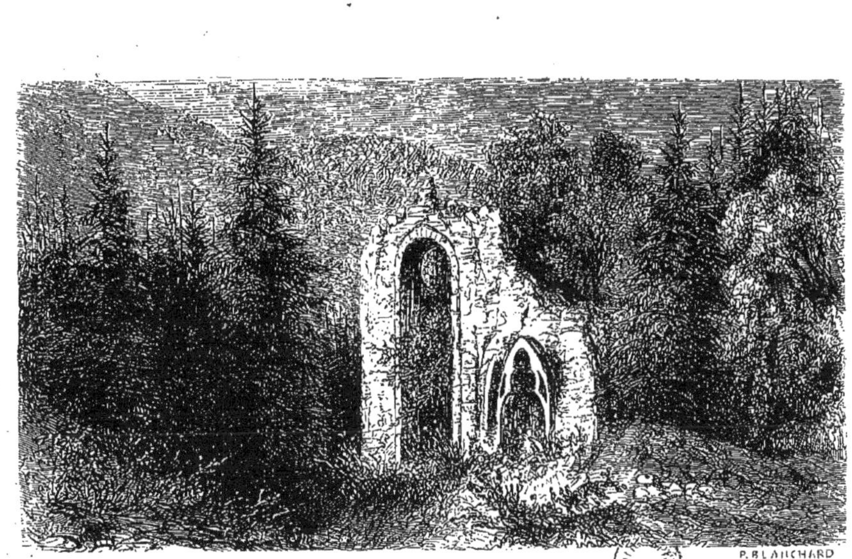

RUINES DU MONASTÈRE DE PRÉMOL.

pans de murailles, un portail ogival, des arceaux de voûtes, des décombres amoncelés, qu'une végétation vigoureuse tend chaque jour à faire disparaître.

Située à 1 095 mètres d'altitude, cette abbaye s'élevait au milieu de belles prairies, dans une solitude à la fois sévère et charmante, entourée du côté de l'orient de magnifiques forêts de sapins, et jouissant au contraire, à l'ouest, d'une vue aussi étendue que variée. A une centaine de mètres des ruines coule, profondément encaissé dans un ravin, le torrent de la *Gorge.*

Moins austère et moins imposant que celui de la Grande-Chartreuse, le site de Prémol est plus gracieux, plus enchanteur, et me paraît plus en rapport avec le caractère des personnes qui venaient s'y recueillir dans la prière et la pénitence. A côté des ruines, la maison du garde forestier peut au besoin offrir au touriste un gîte pour la nuit et quelques aliments.

De Prémol, quarante-cinq minutes suffisent pour atteindre le col et un petit lac; quelques minutes encore, et on arrive à la croix de Séchilienne, d'où la vue découvre à ses pieds la vallée de la Romanche que domine le massif imposant de Taillefer, les lacs de Laffrey, et, dans le lointain, le pic escarpé de l'Obiou.

Cascade de l'Oursière. — Située à quatre heures des bains, c'est une des excursions les plus intéressantes des environs d'Uriage. Après avoir suivi un chemin bien ombragé, à travers des champs fertiles, le village de Saint-Martin et le hameau de la Grivolée, on pénètre dans les forêts qui recouvrent les sommets supérieurs par une route à pentes douces, tracée, depuis 1864, à travers les sapins : on débouche alors dans un riant vallon, placé au centre d'un cirque immense, formé de montagnes aux crêtes aiguës et inégales. Devant soi, un énorme volume d'eau, descendant en grande partie des glaciers de Belledonne, se précipite en une cascade de plusieurs centaines de mètres d'élévation et va ensuite former le torrent de Domène. Ce tableau vraiment féerique est bien digne de captiver l'attention et de solliciter le pinceau des artistes.

Au-dessus de la cascade se trouve une belle prairie émaillée de fleurs, traversée dans toute son étendue par le torrent, et enserrée au milieu de rochers arides et escarpés. Dans le fond, le regard est charmé par des cascades successives et étagées, formées par les eaux qui s'écoulent en grondant à travers les roches éboulées et à côté du chemin qui conduit le touriste aux bords des lacs Doménon et du pic de Belledonne.

Champrousse. — On peut se rendre d'Uriage à Champrousse par quatre routes différentes : par Prémol (c'est la voie la plus facile et la plus fréquentée), par le

Marais, par la cascade de l'Oursière, et enfin par la Balme, qui est le plus court pour les piétons. Habituellement on donne la préférence soit à ce dernier chemin, soit à Prémol, qui permettent d'atteindre le sommet sans trop de fatigues.

Champrousse est une montagne située à l'est d'Uriage, à cinq heures de distance, haute de 2247 mètres, et dont le nom proviendrait, d'après les gens du pays, de la couleur rousse de ses pâturages brûlés par le soleil. Au mois de septembre 1856, on a érigé au sommet une croix de 10 à 12 mètres de hauteur. Du sommet de Champrousse, la vue embrasse un immense et splendide panorama qu'on ne peut comparer qu'à un seul, celui du Righi, en Suisse. Je ne puis mieux faire que de reproduire la description qu'en a donnée M. Albert du Boys dans l'*Album du Dauphiné :*

« D'un côté on découvre, dans le lointain, les plaines de la Valloire et du Lyonnais, par-dessus les montagnes du Graisivaudan; de l'autre côté, on a le panorama des glaciers de l'Oisans et du Briançonnais; Taillefer et la Bérarde sur le premier plan, et sur le second, les pics du Pelvoux (il a 4350 mètres d'élévation), ce géant de nos Alpes françaises, qui rivalise avec le mont Blanc. Il y a là, entre Champrousse et le mont Viso, un entassement colossal de rocs et de glaciers qui surpasse tout ce que la Suisse et le Tyrol offrent de plus sauvage. »

Lac Robert. — On peut descendre de Champrousse à Uriage en passant par la cascade de l'Oursière; dans ce trajet, on visite le lac Robert. Ce petit lac, placé à quarante minutes de la Croix, est encaissé au milieu de rochers arides et escarpés. Il présente géologiquement cette particularité intéressante d'avoir son fond, comme l'a constaté M. le professeur Lory, exclusivement constitué par la serpentine.

La nature est sauvage, aride, sans nulle végétation. Ici, l'œil n'aperçoit de toutes parts que des roches éboulées, pics menaçants qui donnent à ce lieu un aspect morne et désolé.

Vallée de Vaulnaveys-Vizille. — En face de l'établissement se déploie une vaste prairie complantée d'allées d'arbres et de bosquets, à l'instar d'un jardin anglais, mais dessiné par la main de la nature, et dont le terrain, légèrement ondulé, sert de promenade aux baigneurs.

C'est à l'extrémité de ce parc que commence la vallée de Vaulnaveys; elle a près d'un myriamètre de longueur sur mille à quinze cents mètres de largeur. Quelques personnes, se fondant sur l'inspection géologique des lieux, avaient cru que cette vallée, si fertile et si riante aujourd'hui, livrait autrefois passage aux eaux de la Romanche, barrées probablement dans leur écoulement vers le bassin du Drac, et qui s'écoulaient alors par la gorge de Gières, pour aller se jeter dans l'Isère. Cette hypothèse, déjà mise en avant par le docteur Nicolas qui écrivait en 1791, est complétement fausse, ainsi que l'a démontré M. Antonin Macé dans sa traduction d'Aymard du Rivail. Mais, d'ailleurs, la vallée de Vaulnaveys, dont le nom vient, dit-on, de ce qu'elle est arrondie comme un vaisseau (*navis*), quelle qu'ait été sa destination, forme actuellement une des plus charmantes promenades qu'on puisse faire en voiture.

A l'extrémité se trouve le bourg de Vizille, centre industriel assez considérable, et qui offre aux promeneurs l'attrait puissant du château que fit construire, vers 1612, le connétable de Lesdiguières, immédiatement au-dessous d'un vieux château fort royal dont on voit encore les ruines sur le rocher.

Vers la fin du dix-septième siècle, le château passa par succession à la famille de Villeroi, et c'est du dernier duc de ce nom qu'il fut acquis, en 1775, par un des membres de la famille Périer.

C'est dans ce château, véritable forteresse, témoin de l'autorité despotique et redoutée du vaillant connétable, que devait naître la révolution française. C'est, en effet, dans la salle du jeu de paume de l'antique demeure féodale que se réunirent, le 21 juillet 1788, sous la présidence de M. de Mosges, les députés des trois ordres du Dauphiné : là, après seize heures de délibération, il fut décidé, à l'unanimité, que des remontrances seraient adressées au gouvernement du roi, et que l'on réclamerait la convocation des États généraux. Ce fut le premier pas fait dans la voie qui devait se terminer par la révolution française.

En 1825, un incendie terrible détruisit en partie le château, les magnifiques boiseries où étaient retracés les hauts faits du vieux connétable, et les derniers vestiges de son ancienne splendeur.

Aujourd'hui l'antique manoir, tout en conservant encore au dehors son aspect imposant, s'est transformé à l'intérieur : plusieurs fabriques y sont établies, et aux clameurs guerrières des hommes d'armes a succédé le bruit plus paisible et plus monotone des métiers.

Devant le château se déroule un parc immense dont les belles promenades, les eaux vives et abondantes, captivent et charment les promeneurs, à l'égal des parcs des plus splendides résidences royales.

Laffrey. — En quittant Vizille, on traverse la Romanche aux eaux impétueuses, et on suit la route de Grenoble à Gap, placée sur le flanc oriental du mont Conex. Après deux heures de marche, on arrive au petit village de Laffrey, célèbre par l'épisode du passage de Napoléon Ier, lors de son retour de l'île d'Elbe.

C'est entre Laffrey et la Mure que, au retour de l'exil, Napoléon eut la première occasion d'exercer le prestige de sa parole sur un régiment envoyé pour lui barrer le passage. Au seul aspect du grand homme se présentant sans armes devant ses baïonnettes, la troupe entière, chefs et soldats, passa dans les rangs de sa petite escorte.

Les lacs de Laffrey sont au nombre de deux; on en rencontre encore deux autres, mais plus petits, sur la route qui va de ce village à la Mure. Ces lacs, situés dans une position pittoresque, sont entourés de bois et de prairies; ils sont très-fournis en excellent poisson : aussi sont-ils souvent le but de fructueuses excursions dirigées par l'amour de la gastronomie non moins que du pittoresque, excursions d'autant plus appréciées des baigneurs qu'on peut faire tout le trajet en voiture. Les eaux de ces lacs se déversent dans la Romanche.

Séchilienne. — On se rend d'abord à Vizille, et, remontant ensuite la rive droite de la Romanche, on arrive, après un parcours de 7 kilomètres, au petit village de Séchilienne, dont le château, flanqué de deux tours massives, servait sans doute aux Romains de poste militaire sur la voie qui allait d'Italie à Vienne. Quelques pas plus loin, la vallée devient plus étroite : aussi la surveillance devait-elle être facile. Au moyen âge, les seigneurs du pays profitèrent, dit-on, de cette heureuse situation pour prélever un droit de péage sur les voyageurs.

Au delà de Séchilienne, on s'enfonce dans l'étroite et sauvage gorge de Livet, dont le village, situé au pied de la montagne du Grand-Galbert, est la première étape que le voyageur rencontre sur cette belle et magnifique route de l'Oisans, traversant le massif des Alpes dauphinoises. Ici la nature, âpre et majestueuse, offre aux minéralogistes des richesses inépuisables. De l'Oisans, le chemin franchit la chaîne des Alpes à travers des montagnes d'une grandeur sauvage. Là, tantôt de beaux pâturages, des forêts, des torrents, des cascades, des glaciers, font de la course du Lautaret une des excursions les plus fertiles en souvenirs pour le touriste, en échantillons pour l'herbier du botaniste, la flore du Lautaret étant une des plus riches, des plus variées, des plus populaires pour tous les savants.

Cette énumération des sites, des monuments, des beautés naturelles groupées à proximité d'Uriage, s'étendrait sans peine sous ma plume. Parmi les excursions faciles à exécuter pédestrement, ou pour lesquelles les moyens de transport abondent à l'établissement, viendraient se disputer le premier rang : Sassenage, avec ses grottes si curieuses et ses cascades écumeuses ; — le pont de Claix, d'une seule arche, audacieusement jeté sur le Drac, la belle route qui y conduit et l'écho à longue et distincte résonnance qu'abrite sa culée; — la Grande-Chartreuse, dont le renom est plus qu'européen; — le château de Tencin; — les ruines du château Bayard; — les ruines du château de Revel, etc.

Mais je dois, et pour plus d'un motif, me borner; le médecin peut bien être le moniteur de ses clients, il ne saurait, sans déroger à la dignité professionnelle, se faire leur cicerone.

FIN.

ERRATA

Page 105, ligne 2. — *Au lieu de :* qu'on en a cessé l'usage; *lisez :* la cessation du traitement thermal.

Page 106, ligne 6. — *Au lieu de :* Joëine; *lisez :* Loëche.

TABLE DES MATIÈRES

FIN DE LA TABLE.

VICTOR MASSON ET FILS

CARRIÈRE. — **Les Cures de petit-lait et de raisin,** en Allemagne et en Suisse, dans le traitement des principales maladies chroniques et particulièrement de la phthisie pulmonaire. 1 vol. in-8. . . . 4 fr. 50

JAMES (CONSTANTIN). — **Guide pratique aux eaux minérales** françaises et étrangères. 5e édition, avec une carte itinéraire des eaux et les principaux établissements thermaux. 1 fort vol. grand in-18 de 600 pages, broché . . . . 7 fr. 50

— *Le même,* cartonné . . . . 9 fr.

ROCCAS. — **Traité pratique des bains de mer** et de l'hydrothérapie marine, fondé sur de nombreuses observations. 2e édition, 1 vol. in-18 . . . . 3 fr. 50

ROTUREAU (A.). — **Des principales eaux minérales de l'Europe.** 3 vol. in-8 . . . . 25 fr.

On peut avoir séparément :

— ALLEMAGNE ET HOLLANDE. 1 vol. in-8. . . . . 7 fr. 50

— FRANCE; ouvrage suivi de la législation sur les Eaux minérales. 1 vol. in-8. . . . . 10 fr.

— FRANCE (supplément), Angleterre, Belgique, Espagne et Portugal, Italie et Suisse. 1 vol. in-8. . . . . 7 fr. 50

Le Journal de la Ferme et des Maisons de Campagne; revue complémentaire du *Livre de la Ferme*, paraissant le samedi de chaque semaine par livraisons. Grand in-4o de 16 pages illustrées.

Paris et départements. Un an, 24 fr. Six mois, 13 fr. Trois mois, 7 fr.
L'étranger, le port en sus.

CHENU. — **Manuel de conchyliologie et de paléontologie conchyliologique,** contenant la description et la représentation de près de 5,000 coquilles. 2 vol. in-4o, avec 4,943 figures dans le texte, dont les principales coloriées. . . . . 32 fr.

CHARNACÉ (LE COMTE GUY DE). — **Études sur les animaux domestiques.** — Amélioration des races. — Consanguinité. — Haras. — 1 vol. grand in-18. . . . . 3 fr. 50

POUCHET (G.). — **De la pluralité des races humaines;** essai anthropologique. 2e édition. 1 vol. in-8 . . . . 3 fr. 50

Paris. — Typographie de J. Best, rue Saint-Maur-Saint-Germain, 15.

www.ingramcontent.com/pod-product-compliance
Ingram Content Group UK Ltd.
Pitfield, Milton Keynes, MK11 3LW, UK
UKHW020953230726
13923UKWH00007B/292